JN023249

亜鉛は
ミトコンドリアの
源である

- 亜鉛は生命維持の王
- 蛋白と合体して、より効果的になる
- 全身の細胞に亜鉛を欠乏させてはならない
- 酸素と水は、亜鉛と同じくらい生命維持に大切

健身会南越谷クリニック院長

医学博士 **周東 寛** 著

目次

序章
生命と健康の維持元素
亜鉛タンパクとミトコンドリア
その重要性を知っていますか

　亜鉛はミトコンドリアの源であり、ホルモンの原料であり、酵素の原料でもあります。

　そのため、運動する人、怒る人は、大量の亜鉛を消耗することになります。

　亜鉛はミトコンドリアを活性化させます。

　免疫力を高めます。

　腎臓は代謝された不要な物質を、濾過し、排泄してくれます。たくさんの活性酸素も、尿として排泄し、電解質バランス、血圧バランスを調整してくれます。

　そんな腎臓ですが、不健康になるようなことも行っています。腎糸球体で濾過された糖および尿酸を、体内に戻しているのです。

　腎臓の近位尿細管によって再吸収され、体内に戻され

た糖と尿酸は、血管障害から心筋梗塞や脳梗塞を発症させる原因の一つになっています。

　さらに認知症、発癌の原因にもなりうると、私は考えています。

　インスリンにも、「善玉インスリン」と「悪玉インスリン」があります。完成して利用しやすいのは「善玉インスリン」です。

　無理やり出されたのがプロインスリン。このプロインスリンが、「悪玉インスリン」です。私はそのように説明してきました。

　「悪玉インスリン」は、肥満者から多く出やすく、動脈硬化、肉腫、がん腫の増悪作用があります。さらに、肥満を助長します。

　微量元素があればこそ、ヒトのすべての細胞は、その機能を充分に発揮することができます。それとともに、すべてのミネラルは、タンパク質と結合することによってはじめて効力を発揮できることも、忘れてはなりません。

　だから私は「ミネラルタンパク」と捉えています。

　その「ミネラルタンパク」のなかで、とくに重要な

のが「亜鉛タンパク」です。なぜならば、「亜鉛タンパク」は、すべての細胞に関与しているからです。だからこそ、亜鉛はミネラルの王様なのです。

つまり、亜鉛は生命維持の王様であり、生命誕生の元素とも考えられるのです。

メチオニンは血中のコレステロール値を低下させる可能性があるので、ビタミンB_{12}や葉酸の摂取が、認知症の改善や栄養不足、小児の記憶力回復、虚血性心疾患の予防に効果があるのではないかと、研究が進められています。

内臓にたびたび嚢胞を発見します。あちらこちらの臓器に、多発性の嚢胞があるのです。

嚢胞の中の油水は、臓器の細胞が何かの形で死滅した後に、溶けて溜ったものではないでしょうか。嚢胞は、これまでは老化現象などによるものだといわれてきました。しかし、嚢胞は大人だけではなく、子どもにも多く認められています。嚢胞は、亜鉛欠乏によるものではないでしょうか。

超音波検査でみると、臓器が萎縮している人、嚢胞が多い人に、亜鉛欠乏者が多いことがわかりました。嚢胞

が大きくなればなるほど、周囲の細胞が圧迫を受けます。圧迫を受けてダメージが起きます。

　私の 2001 年に書いた論文「亜鉛のすべて」に、「臓器 1 ｇから見た場合、前立腺が一番（亜鉛を）必要」としている、という内容の参考文献が、掲載されています。

　これは、前立腺の疾患を治療するときには、「必ず亜鉛をチェックし、亜鉛欠乏症ならば亜鉛を補充しなければならない」ということです。前立腺の疾患以外にも、本書に詳細に書いたように、亜鉛をチェックしなければならない疾患は多いのです。

　亜鉛が欠乏すると脳萎縮することがわかってきました。アルツハイマー型認知症、パーキンソン病、さらにうつ病にも関係が深いと、報告されています。

　生物が進化する過程において、タンパク質のみで触媒できる反応には限界がありました。そこで非タンパク質性の補因子を含む酵素を、進化の過程で獲得したものが生き残ってきました。

　その非タンパク性のものが、ミネラルそのものであっ

たり、ビタミンなどが含まれたりしていたのでした。

　運動をすると、たくさんの酵素やホルモンが消耗されます。その酵素やホルモンの原料は亜鉛です。ですから、使われた酵素やホルモンを回復するためには、まずは原料の亜鉛を補充しなければならないわけです。
　このことは、体のすべての代謝についていえることです。

　亜鉛不足であった患者さんに亜鉛を補充すると、みなさん発声がよくなります。それは声帯や喉頭披裂の組織が活性化し、粘液も増加するからです。歌う声に艶が出てきます。カラオケが上手になります。

　発生した酸化ストレスに対し、除去する力が追い付かないと、酸化ストレスがたまっていくことになります。
　そのようなことになってしまう原因には……
　血液が不十分……酸素の提供不十分、酸素の奪い合いから活性酸素が増加。
　大きなストレス……酵素やホルモンの消耗が増加。
　肉体面のストレス……酵素量の消耗が激化。
　強い紫外線、放射線を浴びてしまった。

大気が汚染されたなかにいた。

タバコをすった（喫煙の習慣があった）。

酸化させる作用のある薬剤を使った。

酸化された食べものを食べた。

過度な運動を行った。

　腸の粘膜の健康は、神経系統によってコントロールされていることは、よく知られています。だから腸は神経過敏症だといわれることもあります。

　腸の神経系統によるコントロールは、頭脳に匹敵するほどであり、「第2の脳」とも呼ばれています。

　ということで、じつは亜鉛は「腸とくに小腸の神経系統にも密接に関わっていて」（＝第2の脳）、「腸の神経系統」をコントロールしている主役ともいえる微量元素なのです。

ミトコンドリアと亜鉛との関わりは！

　亜鉛とタンパク質は、全身の細胞に必要なものである。しかも、細胞伝達物質の全てにはタンパク質が必要であった。生体の円滑な働きにおいても、酵素およびホルモンは不可欠である。

すべての細胞および細胞伝達物質に、亜鉛とタンパク質は原料として欠かせないので、この二つはともに生命誕生に必要な栄養素であるというのが、私の仮説である。

　生命維持には
①　タンパク質が最も重要である。タンパク質、アミノ酸が、体細胞、細胞伝達物質のベースの原料。
②　ミネラルの主役は亜鉛。亜鉛は体細胞のすべてに含まれている。免疫産生、ホルモン産出、酵素産生に、亜鉛は利用されている。
③　生体全体、体液や体細胞のすべてに、ミネラルは含まれている。

　鉄は、血液を作ることを中心に、活性酸素との関わりとしても重要である。
　Caイオンは、細胞質の中の酵素の活性化に関わっている。
　リン酸は、リン酸化することに必要である。エネルギーの産生、セカンドメッセンジャーを作る。すべてリン酸化の反応が必要である。
　水、すなわち水素を利用した加水分解も重要である。

多くの酸素が必要。酸化反応も重要であることを、忘れてはならない。

生命誕生。

タンパク質と亜鉛、この両者がなければ、生命は誕生しなかった。

生命の誕生には、海水の温度が適切であったことも重要であった。

雷の電気刺激がきっかけとなった。タンパク質と亜鉛、その他のミネラルが結合して生命が誕生することになったのではないか。

栄養素というと、3大栄養素が基本だが、炭水化物と脂肪は、最初から必要ではなかった。

生命誕生に必要だったのは、タンパク質だった。

生命が誕生したのち、微生物が生れ、真核細胞があらわれ、細胞分裂して増殖し、さまざまな生物になり、多くのエネルギーを必要とするようになってから、炭水化物や脂肪の栄養素も必要になったのであろう。

ビタミンは補酵素といわれている。酵素を助けるものとして生体に必要なのである。

ビタミンの中には、亜鉛を原料にするものがある。

生体の活性化においては、補酵素としてビタミン類が必要なので、不足しないように毎日補わなければならない。

　ビタミンには、水溶性と脂溶性がある。
　水溶性は摂りすぎても心配はない、腎臓に排泄されるからである。
　脂溶性ビタミンは、身体においてはとても重要な働きをしている。不足すると病気になることはよく知られているが、摂り過ぎても害がある。

　私は、かねてより細胞の中にあるたくさんのミトコンドリアを活性化させるためには、活性酸素を減らすことだと主張してきた。活性酸素を減らすには、抗酸化作用のある食物を摂取すること、適度な運動をすることである。
　過度な運動、過激な運動は、活性酸素を多くしてしまうので要注意である。

第1章 | 亜鉛との出会いは医学生のとき

落屑がいっぱいの患者さん

　私が亜鉛という金属を知ったのは中学の時ですが、高校や大学での生化学でも学びました。しかし、その時は受け身であったためか、亜鉛の体における重要な役割の詳細については、知ることはありませんでした。

　大学時代、食事医学研究会で文献を読んで発表をしたことがあります。亜鉛は免疫力に大きく関与していて、がんの予防に効果的であることを知りました。

　さらに、ヒトの身体に微量な亜鉛がとても大切であることを知ったのは、忘れもしない1981年の冬のことでした。そのころ私は大学に勤めながら、浦和市の林病院でアルバイトをしていました。

　林病院の病棟回診をしたとき、持続点滴を受けていたご高齢の患者さんのベッドのシーツに、フケがいっぱいついていました。さらに、患者さんの体を触ると両手、両足、胸部、腹部から落屑（らくせつ。乾燥した皮膚の表層が大小の角質片となってはげ落ちたもの）がポロポ

ロ。顔面も頭皮も同じ現象でした。

　そこで、看護師（現在の呼び名。当時は看護婦）に、

「もっと体の清拭（せいしき。身体を拭いて清潔を保つ）をしてあげて、シーツも取り替えてください」

　そういったところ、

「体は毎日拭いています。ベッドメーキングも毎日行っています。それでもフケが絶えないのです。どう対処すればいいのでしょうか」

　と聞き返されました。

　きっと何かが欠乏しているにちがいないが、その何かがわからない。答えは宿題にさせてもらいました。

　そうして、いろいろと考えたのですが、答えは出てきませんでした。

それは、亜鉛が足りていないからですよ

　昭和大学藤が丘病院に帰り、四方内科婦長（当時。現在の呼び名は師長）さんに、

「高齢者にたいへんな量の落屑があるのですが、どうすればいいのでしょうか」と、率直に訊ねました。

　するとすぐに、

「それは、亜鉛が足りていないからですよ。点滴内に

Zinc（亜鉛）を入れてみてください」

　と教えてくれました。

　私はすぐさま病院に電話入れ、点滴用の Zinc を取り寄せてもらいました。

　そして、翌週になってから、看護師に点滴内への Zinc 混注を指示しました。

　その一週間後の回診時、患者さんの落屑が消えていました。あれだけあった落屑が、どこにも見当たりません。

　やはり亜鉛は体の栄養元素だったのです。その凄さにただ驚くばかりでした。

　私は、すぐに四方婦長に感謝して報告しました。四方婦長は、現在北海道におられるそうです。

私の投薬量の「さじ加減」の原点にも

　このことが、アレルギー、ガン、生活習慣病、生活環境病などの患者さんへの食事指導、運動指導の原点になりました。総合医として日々処方箋を出していますが、そのときの投薬量の「さじ加減」に、東洋医学的な見解で行うことへの原点でもあります。

　微量ながらも必需な金属が、大きく全身に寄与しま

す。私は「薬物も必要な多種少量投与が有効である」ということを根本に据えています。それが私の「さじ加減」であり、東洋医学的な見解です。

さらに、適切な食事で健康を得ることが第一です。「医食同源」に深い意味を感じざるをえません。

Dr. 周東の「善玉の活性酸素」を健康のために利用

活性酸素にも、善玉と悪玉がある。

「善玉の活性酸素」は、体の機能を高めるために産出されたのです。おおいに健康のために利用するといい。

活性酸素には電子があり、勝手にくっつくことによって、力の強い活性酸素に変わっていくので、凶悪な活性酸素になっていくともいえる。

ミトコンドリアのレベルから見れば、そのようなことがわかってくる。

水素の点滴をしたり、吸入をしたりして、凶悪な活性酸素を消去し、ミトコンドリアを守り、ミトコンドリアをより健康にしていきます。

善玉の活性酸素で細胞を活性化し、より健康な状

態をつくりだしていきます。

Dr. 周東のミトコンドリアと筋肉①

　筋肉にあるミトコンドリアは、脂肪酸を好んで利用し、エネルギーを産生するという特徴がある。脂肪酸の次には糖を利用する。さらに蛋白であるアミノ酸をも利用し、大量のエネルギーを産生する。

　したがって糖尿病の方は、脂肪酸も治療する必要がある。血中の脂肪酸が正常化すれば、筋肉内のミトコンドリアは、血糖を摂りこみ、エネルギー産生の働きが良くなってくる。

　筋肉のミトコンドリアは、主に脂肪酸を分解してエネルギーであるＡＴＰを産生する。

　高脂血症の方は、血中に脂肪酸が多く存在しているため、エネルギー源が十分に確保できている。そのため、ブドウ糖を利用するにはいたらない。

　それを、β細胞はインスリン抵抗性と勘違いして、さらにたくさんのインスリンを分泌してくるのである。

インスリンにも、「善玉インスリン」と「悪玉イ
ンスリン」がある。完熟して利用しやすいのは「善
玉インスリン」。無理やり出されたのがプロインス
リン。このプロインスリンが、「悪玉インスリン」
である。私はそのように説明してきた。
　「悪玉インスリン」は、肥満者から多く出やす
く、動脈硬化、肉腫、がん腫の増悪作用があります。さらに、肥満を助長します。

Dr. 周東のミトコンドリアと筋肉②

　心臓の筋肉も骨格筋の筋肉も横紋筋である。心臓
が力強く拍動するのは、骨格筋と同じ横紋筋である
からだ。
　心臓はたくさんのエネルギーを使うので、その横
紋筋は６千から１万のミトコンドリアを持ってい
る。
　これらのミトコンドリアは、脂肪酸分解を主に行
なうのでたくさんの酵素を必要としている。
　その酵素の原料は、亜鉛である。酵素が消耗され
るたびに、亜鉛は減っていくので、亜鉛欠乏になら

ないように気をつける必要がある。

Dr. 周東の亜鉛の補充による腎機能改善

　腎臓が萎縮している人は、内臓肥満によるものであることを強調してきたが、痩せている人においても腎臓萎縮が認められる。

　痩せている人の腎臓の萎縮は、亜鉛欠乏によるものであることが多い。そのため腎臓病の方には、高脂血症を治療しながら、亜鉛欠乏症の改善も行うことが多い。高脂血症と亜鉛欠乏症の改善を同時に行うことにより、腎臓機能がすみやかに改善することが多い。

　腎臓の細胞の働きは、多くの栄養素を必要とするが、そのなかでもとくに亜鉛が重要であることを強調しておきたい。腎臓にはもちろん多くの酸素も必要である。

第2章 | 微量栄養素ビタミン、ミネラル

ヒトの生命活動になくてはならない微量元素

　タンパク質、炭水化物、脂肪の三大栄養素。それにビタミンとミネラル、さらに水を加えた「六大生命維持元素」が、私たちの生命維持に必須であることはよく知られています。

　「六大栄養素」というのは、「六大生命維持元素」の水を除き、食物繊維を足したものです。つまり「三大栄養素＋ビタミン＋ミネラル＋食物繊維」が「六大栄養素」です。

　そして、これらを生体が有効に利用するために必要不可欠な物質を「微量栄養素」と呼んでいます。

　地球には、およそ100種類の元素が存在しています。それらは、構造も分子量も働きもさまざまです。そのなかに、ヒトが生きていくために必要不可欠な元素があります。その元素は、それぞれ量は少ないものの、互いに密接な関係を保って、ヒトの生命そのものと生命活動を支えています。

　微量元素があればこそ、ヒトのすべての細胞は、その機能を充分に発揮することができます。それとともに、すべてのミネラルはタンパク質と結合することによってはじめて効力を発揮できることも忘れてはなりません。

　そのため「ミネラルタンパク」と、私は捉えています。その「ミネラルタンパク」のなかで、とくに重要なのは「亜鉛タンパク」です。なぜならば、「亜鉛タンパク」は、すべての細胞に関与しているからです。だからこそ、亜鉛はミネラルの王様なのです。

　王様が、大勢の部下を従えて戦場で戦うように、亜鉛は他のミネラルの力を引き出して、その力を利用して、最大の効力を発揮します。

　人体は、酸素、炭素、水素、窒素の4元素で全体の96％になります。それ以外の元素を総称してミネラル（無機質）と呼びます。ミネラルは人体の4％を占めるに過ぎないのですが、とても重要です。

　以下の「必須ミネラル」が、不足していないか、摂りすぎていないか。こまめにチェックすることをお勧めします。

　カルシウム、リン、カリウム、硫黄、塩素、
　ナトリウム、マグネシウム。

鉄、亜鉛、銅、マンガン、クロム、ヨウ素、
セレン、モリブデン、コバルト。

「必須ミネラル」は16種類

　ビタミンは元素から作られる有機化合物ですが、ミネ
ラルは元素そのものです。
　人間の身体に必要とされるミネラルは16種類とさ
れ、それをとくに「必須ミネラル」と呼んでいます。
　必須ミネラルは、1日あたりの必要量によって、7種
類の多量ミネラル（macro-minerals）と、9種類の微量
ミネラル（trace-minerals）にわけられています。
　多量ミネラルは、主要ミネラルとも呼ばれています。
しかし、微量ミネラルも、量は少なくても大切なものな
ので、ここでは「主要」という言葉を使わずに「多量」
といたします。

　多量ミネラル……カルシウム、リン、カリウム、硫
　　　　　　　　　黄、塩素、ナトリウム、
　　　　　　　　　マグネシウム。
　微量ミネラル……鉄、亜鉛、銅、マンガン、クロム、
　　　　　　　　　ヨウ素、セレン、

　　　　モリブデン、コバルト。

　微量ミネラルは、鉄、亜鉛、銅、マンガン、クロム、ヨウ素、セレン、モリブデン、コバルトをさします。ミネラルは、コラーゲンの合成・炭水化物の代謝、体内の酸素の運搬などに関係しています。

　ミネラルの欠乏症として知られる代表的なものは、鉄、銅の欠乏による貧血、カルシウムの欠乏による「くる病」（幼児）や骨軟化症、ヨウ素の欠乏による甲状腺腫やクレチン病などです。

　ミネラルは、摂取量が不足している時のみならず、過剰摂取によってもさまざまな過剰症や中毒を起こすものがあります。ミネラルは、不足しても過剰になってもいけません。すなわち「ミネラルは過不足になってはならない」のです。

13種類のビタミンは微量栄養素

　生活習慣病は、よく知られているように、次の3つがおもな因子です。

　　　　食事（飲食習慣）

運動
　　ストレス

　食事・飲食習慣については、毎日適切な栄養バランスを摂取することの重要さがよく知られていて、栄養素については、一般に次の２つに分類されています。

　　多量栄養素
　　微量栄養素

　多量栄養素は、タンパク質、脂肪、炭水化物であり、３大栄養素とも呼ばれています。
　微量栄養素は、ビタミンとミネラルです。おもにヒトの発達や代謝機能を適切に維持しています。
　13種類のビタミン（vitamins）は、次の２つに分類されています。

　　水溶性ビタミン
　　脂溶性ビタミン

　水に溶けやすい水溶性ビタミンは、ビタミンＢ１、ビタミンＢ２、ナイアシン、パントテン酸、ビタミン

B_6、ビタミンB_{12}、葉酸（フォリアミン）、ビオチン（ビタミンH）、ビタミンCの9種類です。

　水溶性ビタミンは大量に摂取しても、摂りすぎたものは、すみやかに体外に排出されるので、過剰摂取による副作用はほとんどありません。また「すみやかに体外に排出される」という特性をもつため、水によって流出してしまったり、加熱によって破壊されてしまったりするので、調理には注意が必要です。

　脂に溶けやすい脂溶性ビタミンは、ビタミンA、ビタミンD、ビタミンE、ビタミンKの4種類です。ところが、ビタミンB_{12}も脂質に溶け、特に脳に存在するという最近の見解があります。

　脂溶性ビタミンは、油脂類と同時に摂取することで、体内への吸収率を高めることができます。過剰に摂取すると、頭痛、吐き気などの原因になります。

　ビタミンは、それぞれ異なる身体の機能維持に作用し、ヒトの体を健康な状態に保ちます。そのため、必要な分量のビタミンを摂取できないと、健康な状態が維持できなくなり、ビタミン欠乏症になります。

おもな水溶性ビタミン欠乏症、それを防ぐ食品

　ビタミンB1欠乏症……かっけ（脚気）
　　胚芽米、玄米、大豆、麦、酵母など
　ビタミンB2欠乏症……口角炎、結膜炎
　　牛乳、卵黄、レバー、ほうれん草
　ビタミンB6欠乏症……口角炎、皮膚炎、末梢神経炎
　　魚肉、レバー、コーン
　ビタミンB12欠乏症……悪性貧血
　　レバー、魚介類、牛乳など
　ニコチン酸欠乏症………ペラグラ（慢性消耗性障害）
　　レバー、大豆、牛乳、海藻など
　ビタミンC欠乏症……壊血病
　　緑黄色野菜、果物、緑茶など
　ビタミンB12の吸収にとって、フォリアミン（葉酸）
　との組み合わせは重要です

　ペラグラは、ニコチン酸の欠乏によって起きる障害
で、重度のナイアシン（ビタミンB3）欠乏症の末期段
階です。
　ニコチン酸は炭水化物や脂肪の代謝に必要なビタミン

であり、不足すると発疹、かさぶた、倦怠感、虚弱、食欲不振、消化障害から、多臓器不全により死に至ることもあります。

　ニコチン酸は、ビタミンEを配合したものが、よく処方されています。

　ペラグラは先進国で流行した疾患でしたが、生物化学の知識の拡大に伴い減少に転じました。現在では、罹患する人は少なく、アルコール中毒のような慢性的な栄養欠乏症にともなってみられる疾患となっています。しかし、ペラグラに罹患すると死に至ることもあるので、早い段階で内科を受診して治療することをお勧めします。

おもな脂溶性ビタミン欠乏症、それを防ぐ食品

　ビタミンA欠乏症……夜盲症
　　卵黄、バター、人参、カボチャ、鰻
　ビタミンD欠乏症……くる病、骨軟化症
　　レバー、牛乳、しいたけ、いわし、かつお、さんまなどの魚
　ビタミンE欠乏症……溶血性貧血
　　小麦胚芽、玄米、緑葉野菜など

ビタミンK欠乏症……肝臓病、血液凝固の遅れ
　緑黄色野菜、納豆など

　以上が、おもな水溶性ビタミンの欠乏症と、それを防ぐ食品、おもな脂溶性ビタミンの欠乏症と、それを防ぐ食品のあらましです。
　次に章を改めまして、各ビタミンについて詳しく見ていきましょう。

　ビタミンA
　ビタミンB群（8種類）
　　ビタミンB$_1$、ビタミンB$_2$、ビタミンB$_6$
　　ビタミンB$_{12}$、ナイアシン（ビタミンB$_3$）
　　葉酸（フォリアミン）
　　パントテン酸
　　ビオチン（ビタミンH）
　ビタミンC
　ビタミンD
　ビタミンE
　ビタミンK

第3章 | 13種類のビタミンその欠乏症、摂取過剰症

ビタミンA欠乏症、摂取過剰症

ビタミンAとは

　ビタミンAは、おもに動物性食品に含まれている脂溶性（脂に溶ける）のビタミンです。皮膚の健康、粘膜の健康、目の健康、成長に関わっています。

　ビタミンAには、次の3種類があります。

　　レチノール
　　レチナール
　　レチノイン酸

　レチノールの語源は、レチナ＝網膜です。1930年代に、視覚にレチノールが関係することがわかり、名付けられました。

　緑黄色野菜に含まれるカロテノイドは、動物体内でビ

タミンAに変換するため、プロビタミンAともよばれています。

ビタミンAの摂取に見合ったタンパク質を摂りましょう

　ビタミンAを含む食べ物を食べると、胃で分解され、アブラと一緒に小腸上皮細胞で吸収されます。

　小腸上皮細胞で吸収されたビタミンAは、タンパク質とくっつきます。そうして、ビタミンAにタンパク質のふたのようなものができます。

　その状態で、血液にのって肝臓などに運ばれ、貯められます。

　ビタミンAを、たとえ十分に摂っても、くっついて、ふたになってくれるタンパク質が足りないと、血液にのって肝臓などに運ばれません。ビタミンAの摂取に見合ったタンパク質を摂るようにしましょう。

ビタミンAの働きと、不足すると起きやすい症状

　粘膜を守る……（不足すると）のどや気管支を傷めやすい。ポリープができやすい。胃腸が弱くなる。婦人科

系のトラブルが起こりやすくなる。

　胃がんになりやすい。子宮がんになりやすい。ビタミンAを十分に摂取し、粘膜をしっかりと守ることは、がん予防につながります。

　骨や皮膚のつくりかえを助ける……（不足すると）骨折しやすくなる。イボ・ウオノメができやすくなる。毛髪・皮膚のうるおいがなくなる。手やかかとがあれやすくなる。アレルギーになりやすくなる。

　視力のもとになる……（不足すると）視力が低下する。夜間、ものが見えにくくなる。

　肝機能を正常にする……（不足すると）肝臓が繊維化し、肝硬変になることもある。

　Ig A抗体（注）をつくる……（不足すると）感染症にかかりやすくなる。

　注。Ig A抗体。ウイルスや細菌などの異物が体内に侵入したときに、それらを排除するために作られる対抗物質（＝免疫グロブリン）の一種。

ビタミンＡの過剰摂取にも気をつけましょう

　ビタミンＡは、あぶらに溶ける脂溶性ビタミンです。そのため、体内に蓄積されやすいので、過剰に摂取すると、吐き気や頭痛などが起こります。

　さらに長期間摂取し続けると、皮膚や骨が変化することがあります。肝臓に異常が出ることもあります。

ビタミンＡを多く含む食品

　鶏レバー。うなぎ。豚肉。レバーソーセージ。あんこう。あゆ。

　味付けのり。ほたるいか。ぎんだら。牛肉。にんじん。あなご。

　青汁（ケール）。モロヘイヤ。バター（食塩不使用）。

　乾燥わかめ。すじこ。ほうれんそう。モロヘイヤ。

多様なビタミンB群

ビタミンB群とは

　エネルギー作りに欠かせないビタミンB群には、次のように8種類あります。

　ビタミンB_1、ビタミンB_2、ビタミンB_6、ビタミンB_{12}、
　ナイアシン、フォリアミン（葉酸）、
　パントテン酸、ビオチン（ビタミンH）

　ビタミンB群の8種類のビタミンは、いずれも一緒に摂るべきビタミンです。ビタミンB群のひとつだけでは、効果を発揮しにくいからです。

多くの動植物性食品に存在しているが、現代では不足しやすい栄養素

　ビタミンB群は、多くの動物性食品、多くの植物性食品に存在しています。そのため不足することはないと考

えられがちですが、そうではありません。ビタミンB群は、現代では不足しやすい栄養素のひとつです。

なぜそのようなことになったかについては、次のような理由が考えられます。

食品そのものの質の変化……土壌の栄養不足。化学肥料。食品の過剰な精製。過剰な加工。過剰な保存。これらによって食べる前からビタミンB群が減っている

現代人のビタミンB群の消費量が増えている……過剰に精製された白い食べ物、ストレス、過食、過度のアルコール摂取、高齢化などによって、ビタミンB群の消費量が増えている

抗生物質の長期服用（連用）……抗生物質を連用すると、腸内細菌のバランスが乱れ、ビタミンB_6などの合成量が少なくなります。風邪（流行性感冒）やインフルエンザは、ウイルスが原因です。そのため、抗生物質は効かないので、風邪やインフルエンザに罹ったとき、抗生物質を服用すべきではありません。

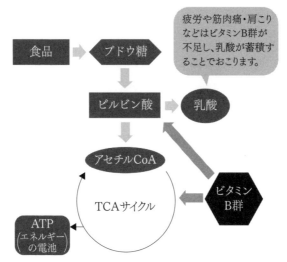

疲労や筋肉痛・肩こりなどはビタミンB群が不足し、乳酸が蓄積することでおこります。

「Ｗｅｂ。オーソモレキュラー栄養医学研究所。ビタミンＢ群」より

代謝ビタミンであるビタミンＢ群は、核酸成分とともに摂取しよう

　ビタミンＢ群はあらゆる種類の酵素の補酵素として働いています。

　その中でも、ビタミンＢ群は特に代謝ビタミンとよばれ、私たちが生きるための源であるエネルギーをつくるのに必須です。

　ビタミンＢ群は、食品から摂ったままでは役に立ちません。身体の中で働ける形、すなわち活性型に変えられ

て、はじめて働けるようになります。

このとき、ビタミンB群のなかで助け合ったりするのですが、それと同時に、核酸が必要なものもあります。ですから、ビタミンB群をそれぞれに必要な量を摂るとともに、核酸成分も一緒に摂りましょう。

核酸を豊富に含む食品は、サケの白子、ふぐの白子、ちりめんじゃこ、かつお節、大豆などです。

酵素のおもな役割

人のからだの中では、つねにさまざまな化学反応が起きています。その化学反応をスムーズにしてくれているのが酵素です。じつは、酵素のなかには、亜鉛をはじめとしたミネラルが含まれています。

生物が進化する過程において、タンパク質のみで触媒できる反応には限界がありました。そこで非タンパク質性の補因子を含む酵素を、進化の過程で獲得したものが生き残ってきました。

その非タンパク性のものが、ミネラルそのものであったり、ビタミンなどが含まれたりしていたのでした。

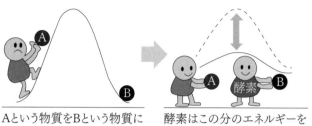

Aという物質をBという物質に変えるのに、このくらいの山を越えなければならないとします。

酵素はこの分のエネルギーを減らしてくれるのです。

「Ｗｅｂ。オーソモレキュラー栄養医学研究所。ビタミンＢ群」より

不活性のアポ酵素、補因子が結合して活性型になったホロ酵素

　非タンパク性の補因子を含む酵素（ミネラルやビタミンなどを含む）は、補酵素、補因子、補欠分子族とも呼ばれています。

　細胞が、酵素によって触媒される生化学反応を実行する必要がある場合にのみ、酵素は活性になります。

　細胞内で生化学反応を触媒する酵素には、その状態によって、アポ酵素とホロ酵素の２種類があります。

　アポ酵素は、タンパク質分子に、非タンパク質性の分子が結合した、触媒的に不活性な酵素です。補因子が結合すると活性化する「不活性型の酵素」であるともいえます。

ホロ酵素は、アポ酵素と補因子からなる酵素の触媒的に活性な酵素です。不活性のアポ酵素に、補因子が結合することによって活性型になったのが、ホロ酵素であるともいえます。

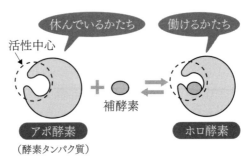

「Ｗｅｂ。オーソモレキュラー栄養医学研究所。ビタミンＢ群」より

ビタミンＢ₁の働き、多く含まれる食品

ビタミンＢ₁の働き

　ビタミンＢ₁は、筋肉と深い関係があります。
　ビタミンＢ₁の働きは、おもに次の２つです。

糖質をエネルギーに変えるときに活躍する。
アルコールの代謝をよくする。

そのため、ビタミンB_1が不足すると、エネルギー不足にもなり「肩こり、筋肉痛」になりやすくなります。「疲労」状態にもなりやすくなります。

「アルコールの代謝をよくする」ことができなくなることから、飲酒の習慣のある人は「アルコール中毒」になりやすいということがいえるかもしれません。

ビタミンB_1が多く含まれる食品

豚ヒレ肉。豚もも肉。そば。真鯛。玄米ごはん。
枝豆。かつお。まぐろ（赤身）。絹ごし豆腐。

ビタミンB_2の働き、多く含まれる食品

ビタミンB_2とフォリアミン（葉酸）は、神経、脳、血管をよくするビタミンです。ビタミンB_2とフォリアミン（葉酸）は、とても相性がいいので、常にあわせて利用しましょう。

ビタミンＢ₂のおもな働き

　脂質をエネルギーに変える。
　皮膚や粘膜の代謝に関与する（成長促進）。

　それらのことから、肝臓機能低下、疲れ眼、眼の充血、口角炎、口内炎、舌炎、成長が鈍るなどのことが起きる恐れがあります。

ビタミンＢ₂が多く含まれる食材

　豚レバー。うなぎ。ぶり。さわら。モロヘイヤ。牛乳。納豆。ほうれん草。アーモンド。

ビタミンＢ₆の働き、多く含まれる食品

ビタミンＢ₆のおもな働き

　タンパクの合成や造血に役立つ
　神経伝達物質の生成、抗アレルギー作用に役立つ

　ビタミンＢ$_6$は、生鮮食品中では、通常リン酸やたんぱく質と結合した状態で存在しています。それが、消化の過程で分解されるのですが、それ以前に調理の段階で分解されることもあります。

　ビタミンＢ$_6$は、補酵素（酵素の働きを助ける成分）として多くのアミノ酸の代謝を助けています。

　免疫機能の正常な働きの維持、皮膚の抵抗力の増進、赤血球のヘモグロビンの合成、神経伝達物質の合成などの生理作用もあります。脂質の代謝にも関与しています。

　ビタミンＢ$_6$が不足すると、皮膚炎、舌炎、口内炎、口角症、貧血、リンパ球減少症になります。

　成人の場合は、神経系に異常が起こることもあります。

　抗生物質を長期間投与された患者さんのなかには、ビタミンＢ$_6$欠乏症になってしまう方もおられるので、注意が必要です。

　ビタミンＢ$_6$を大量に摂取すると、感覚神経障害というビタミンＢ$_6$過剰摂取症が起きることがあります。これは感覚性ニューロパシーとも呼ばれています。しかし、普通の食生活をしているなかで、ビタミンＢ$_6$を過

剰に摂取するということは、ありえないといってよいで
しょう。

　ビタミンB6は、水溶性ですので、過剰に摂取しても
腎臓で濾過されて排泄されます。

ビタミンB6が多く含まれる食材

　赤身の魚や、ヒレ肉やささみなど、脂の少ない肉類に
多く含まれています。植物性の食品では、バナナやパプ
リカ、さつまいも、玄米などにも比較的多く含まれてい
ます。

　かつお。まぐろ。鮭。豚ヒレ。鶏ササミ。鶏レバー。
　バナナ、赤パプリカ。さつまいも。玄米ごはん。

ビタミンB12の働き、多く含まれる食品

ビタミンB12の働き

　食品中のビタミンB12は、たんぱく質と結合していま
す。それが、胃の中で食品の消化が進むと、ビタミン

B_{12} が結合したたんぱく質からビタミン B_{12} が遊離します。

　遊離したビタミン B_{12} は、補酵素としてたんぱく質や核酸の生合成、アミノ酸や脂肪酸の代謝に関与します。赤血球の成熟にも関与します。

　そうして、葉酸と協同して骨髄で正常な赤血球をつくります。

　ビタミン B_{12} は、腸内細菌によっても合成されるので、一般に欠乏することはないと考えられます。

　しかし、ビタミン B_{12} は胃から分泌される内因子と結合して、小腸から吸収されるため、胃全摘手術をした人では、内因子が不足し、ビタミン B_{12} が吸収されず欠乏する恐れがあります。

　ビタミン B_{12} が不足すると、造血作用がうまく働きません。そのため、貧血になります（巨赤芽球性貧血）。ビタミン B_{12} または葉酸の不足が原因の貧血は、血液中に巨赤芽球（成熟していない大きな赤血球）が目立つので、このように呼ばれるようになりました。

ビタミン B_{12} を多く含む食品

　さば、ほっけ、あじ、さんま、あんこうのきも、しゃ

こ。

　身欠きにしん、煮干し、いわし（丸干）、ほたるいか。

　あさり、しじみ、あかがい、はまぐり、牡蠣、ほっき貝。

　すじこ、たらこ、たたみいわし。

　味付けのり、焼きのり、あおのり。

　鶏肉（レバー）、豚肉（レバー）、牛肉（レバー）。

ナイアシン（ビタミンB₃）の働き、多く含まれる食品

ナイアシン（ビタミンB₃）の働き

　ナイアシンは、食品が調理される際に分解され、ニコチンアミド（動物性食品の場合）、ニコチン酸（植物性食品の場合）になります。

　ニコチンアミドやニコチン酸は、体内に入ると、脱水素酵素の補酵素として糖質、脂質、タンパク質の代謝、エネルギー産生に関与します。

　さらに補酵素として、脂肪酸やステロイドホルモンの

生合成、ＡＴＰ産生、DNA の修復や合成、細胞分化などにも関与します。

ニコチンアミドは、Ⅰ型糖尿病の治療薬として使われることがあります。ニコチン酸は、脂質異常症（高脂血症）の治療薬として使われることがあります。

その際、摂取する量を十分に注意する必要があります。副作用として、消化不良、下痢、便秘、肝機能低下が報告されているからです。

ナイアシンが欠乏すると、ペラグラという病気になることがあります。ペラグラは、代謝内分泌疾患の一つで、ナイアシン（ビタミン B_3）欠乏症です。ペラグラ (Pellagra) はイタリア語で「皮膚の痛み」のということです。

ナイアシンを多く含む食品

ナイアシンは、魚介類、肉類、きのこ類、穀類に多く含まれています。そのため、摂取不足になることは、ほとんどありません。

ナイアシンは、熱に強いため、加熱による損失は少ないのですが、水溶性ビタミンのため、すぐに水に溶けてしまいます。そのため、適正量摂取しても、ナイアシン

は水に溶け出してしまっていることもあるので、調理を
するときには工夫が必要です。

葉酸の働き、多く含まれる食品

葉酸の働き

　ビタミンB群に属する葉酸は、プテロイルモノグル
タミン酸および、その派生物の総称です。

　葉酸は、植物の葉に多く含まれ、黄色結晶で、光や熱
に不安定な物質です。

　ビタミンB_{12}とともに赤血球を作るので、「造血のビ
タミン」と呼ばれています。

　葉酸は、食品のなかでは、ポリグルタミン酸型として
存在していることがほとんどです。それが、調理の過程
や食べてしまって消化の過程で、モノグルタミン酸型に
変換されます。

　そして、小腸から吸収されます。細胞内に入ると、食
品のなかにいたころのポリグルタミン酸型に戻り、補酵
素として機能します。

過剰摂取が、動脈硬化、心筋梗塞、脳梗塞、アルツハイマーの原因に

　葉酸は、ＤＮＡやＲＮＡなどの核酸やたんぱく質の生合成を促進し、細胞の生産や再生を助けるので、胎児にとっては特に重要な栄養成分です。妊婦が葉酸を十分に摂取することで、胎児の神経管閉鎖障害のリスクを減らすことができるという報告もあります。

　ビタミンB_{12}と葉酸が、ホモシステインをメチオニンに変換する反応を助けることが示唆されたという研究もあります。このときには葉酸（フオリックアシッド）の協力を必要とします。

　ホモシステインとは必須アミノ酸の一つであるメチオニンの代謝における中間物質であり、多すぎても少なすぎてもいけません。

　ホモシステインが多すぎると、過剰なＬＤＬと結合して、動脈硬化を引き起こすことがあります。動脈硬化だけにとどまらず、心筋梗塞や脳梗塞を引き起し、アルツハイマーの原因になってしまうこともあります。

　またメチオニンは血中のコレステロール値を低下させる可能性があるので、ビタミンB_{12}や葉酸の摂取が、認

知症の改善や栄養不足、小児の記憶力回復、虚血性心疾患の予防に効果があるのではないかと、研究が進められています。

葉酸は通常の食事で不足することはありません

葉酸は、通常の食事をしていたならば、不足することはありません。成長期の子どもは、成長のために大量に葉酸を消費するので、多めに摂取したほうがよいでしょう。

パントテン酸の働き、多く含まれる食品

成長の阻害、皮膚炎が、動物実験で明らかに

パントテン酸もビタミンのひとつです。もともとは酵母の成長を促進する物質として知られていました。

その後、パントテン酸の欠乏により、成長が阻害されたり、皮膚炎が起こったりすることが、動物実験で明らかになり、ビタミンとして認識されるようになりました。

　パントテン酸は、「至るところに存在する酸」という意味で、実際にもさまざまな食品に含まれています。そのため、パントテン酸も通常の食事をしていれば、不足することはありません。

欠乏すると、疲れやすくなったり、食欲がなくなったり、便秘になったり、めまい、頭痛、動悸、不眠、知覚の異常、消化管の機能不全、成長停止に

　パントテン酸が欠乏すると、細胞内の補酵素 A の濃度が低下します。すると、まずは疲れやすくなったり、食欲がなくなったり、便秘になったりします。

　それが、めまい、頭痛、動悸、不眠などに進行し、知覚の異常、焼けるような痛み、麻痺、副腎皮質や消化管などの機能不全、成長停止に発展することもあります。

　パントテン酸は、さまざまな食品中に含まれているため、通常の食事をしているかぎり欠乏症の心配はありません。

サプリメントなどで長期に大量に摂取しないようにしましょう

　パントテン酸は、コエンザイムA（補酵素A）などの形で食品のなかにあって、ヒトに摂取されると、消化管で消化されてパントテン酸になって吸収されます。

　パントテン酸の過剰症の報告例はありません。しかし、動物実験において、成長障害、下痢、脱毛などが起こった報告はあります。通常の食事では、パントテン酸の過剰摂取の心配はありませんが、サプリメントを長期に大量に摂取している人は、注意が必要です。

腸内細菌でも作られます

　パントテン酸は、肉類、きのこ類、乳類、魚介類、豆類などに多く含まれています。酸、アルカリ（重曹など）の存在下では熱に弱いため、調理に注意する必要があります。

　パントテン酸は、腸内細菌によっても作られるので、不足することはないと考えられます。

　カフェインを含む飲み物やアルコールを多く摂取する

人は、パントテン酸を多く消費するので、パントテン酸を多めに摂取したほうがよいかもしれません。

ビオチンの働き、多く含まれる食品

ビオチンは補酵素となり、エネルギーをつくりだす手助けを

　ビオチンも、ほとんどがたんぱく質と結合した状態で、生体内に存在しています。それが消化の過程でたんぱく質から遊離し、おもに空腸から吸収されて補酵素となり、エネルギーをつくりだす手助けをしています。

　エネルギーをつくりだす働きを行っているのは、次の3つです。

　糖代謝……………ピルビン酸カルボキシラーゼ
　脂肪酸代謝………アセチル CoA カルボキシラーゼ
　アミノ酸代謝……3 メチルクロトノイル CoA カルボキシラーゼ

欠乏すると乳酸が蓄積し血液が酸性になります

ビオチンは、皮膚や粘膜の維持、爪や髪の健康に深く関わっています。そのため、ビオチンが不足すると、アトピー性皮膚炎になったり、脱毛が激しくなったりします。

ビオチンは、糖の代謝に必要なピルビン酸カルボキシラーゼの補酵素です。ピルビン酸カルボキシラーゼは、ピルビン酸から、肝臓や腎臓での糖新生に必須のオキサロ酢酸を作り出す酵素です。

そのため、ビオチンが欠乏し、オキサロ酢酸が十分に作られないと、糖代謝が正常に行われず、乳酸が蓄積して血液が酸性になる乳酸アシドーシスになります。

Ⅰ型およびⅡ型の糖尿病リスクが高まります

また、ビオチンが不足すると、リウマチ、シェーグレン症候群、クローン病などの免疫不全症のほか、インスリンの分泌能が低下しⅠ型およびⅡ型糖尿病のリスクが高まることが知られています。

そのほか、乾いた鱗状の皮膚炎、萎縮性舌炎、食欲不

振、むかつき、吐き気、憂鬱感、顔面蒼白、性感異常、前胸部の痛みなど、さまざまな症状が現れます。

ビオチン再生酵素、活性化酵素が欠損していると欠乏症状が

　ビオチンはいろいろな食品に含まれているうえに、腸内細菌によっても合成されるので、通常の食生活では欠乏することはないと考えられます。しかし、遺伝的に体内でビオチンを再生して再利用するための酵素や、ビオチンを活性化するための酵素が欠損している場合は、欠乏症状が現れます。

　ビオチンは、きのこ類、肉類、種実類、卵類、魚介類に多く含まれています。

　ビオチンの過剰摂取による健康被害は報告されていません。

ビタミンＣ欠乏症、摂取過剰症

ビタミンＣを、ヒトは自分の体の中でつくることができません

　ビタミンＣは、水溶性ビタミンなので水に溶けます。そのことにより、血液など体の水溶性の部分のサビをとってくれる作用があります。

　ビタミンＥにとって、ビタミンＣは強い味方です。ビタミンＥが疲れてしまったとき、ビタミンＣが元の元気な姿に戻してくれるからです。

　美肌のもとになるのは、コラーゲンなのですが、ビタミンＣは、そのコラーゲンをつくるために、なくてはならないビタミンです。

　ヒトにとって、それほど大切なビタミンなのですが、ヒトは自分の体の中で、ビタミンＣをつくることができません。犬や牛は自分の体の中でビタミンＣをつくることができるのですが、ヒトやサル、モルモットなどはビタミンＥをつくれないので、健康のために食事から摂る必要があります。

ビタミンCは、光、熱、空気（酸素）に不安定

　ビタミンCは光や熱、空気（酸素）に対してとても不安定です。

　食品中のビタミンCは、調理や加工、保存などで、かなりたくさん失われてしまいます。

ビタミンCが不足すると起きやすい症状

　ビタミンCが不足すると、壊血病、皮下出血、骨形成不全、貧血になるおそれがあることは、よく知られています。

　そのほか、ビタミンCの働き別に、不足したときの症状をまとめると、以下のようになります。

　　コラーゲンをつくる……（不足すると）シワができや
　　　すくなる。傷が治りにくくなる。毛細血管が破れ
　　　やすくなる。
　　免疫力を高める……（不足すると）風邪をひきやすく
　　　なる。感染症にかかりやすくなる。がんになりや
　　　すくなる。

ステロイドホルモンをつくる……（不足すると）スト
　レスに弱くなる。
鉄の吸収を助ける……（不足すると）貧血になりやす
　くなる。
酵素の働きを助ける……（不足すると）肝臓の解毒作
　用が低下する。
メラニン色素をストップする……（不足すると）シ
　ミ、ソバカスができやすくなる。色黒になる。

ビタミンＣも長期に大量に摂取するときには、十分に注意しましょう

　ビタミンＣを過剰摂取すると、吐き気、下痢、腹痛等
をおこす可能性があります。腎機能障害のある人は、腎
シュウ酸結石のリスクが高まります。
　ビタミンＣは水溶性ビタミンなので、余った分は尿と
一緒に排出されるので、過剰症になることはないとされ
てきました。
　それが近年、ビタミンＣの過剰摂取により、虚血状態
になることがあるということが、いわれるようになりま
した。
　組織の細胞は、血液が運搬してきた酸素を取り込ん

で、酸素を使用する好気性代謝によってエネルギーを産生し、組織それぞれの役割を果たしています。しかし、ビタミンCの過剰摂取により臓器や組織に必要量の血液が流入しない状態、すなわち虚血状態になると、活性酸素を産生され、細胞死を引き起こす可能性があるというのです。

　このことについては、まだはっきりした結論は出ていませんが、ビタミンCについても、サプリメントなどで長期に大量にビタミンCを摂取するときは、十分に注意したほうがいいでしょう。

ビタミンCとビタミンEの相乗効果

　ビタミンCは、ビタミンEを一緒に摂ることで、相乗効果を得ることになります。

　ビタミンEは、体内の脂（あぶら）の部分を、活性酸素から守ってくれています。そのときにビタミンCがあると、ビタミンEが甦ります。

　ビタミンEが大活躍をして疲れてしまっても、ビタミンCがビタミンEを甦らせてくれるのです。

美しい素肌と丈夫な骨への第一歩

　美肌のもとのコラーゲンは、からだのタンパク質の1/3 を占めています。コラーゲンは、皮膚、血管、じん帯、骨、軟骨を作っている主要なタンパク質であり、血管や皮膚、骨に柔軟性を与え、丈夫にしてくれています。そのコラーゲンをつくるのにビタミンＣが必要不可欠です。

　細胞と細胞をつなぎ合わせて、骨、皮膚、血管、歯など、あらゆるところでコラーゲンは活躍しています。

　そのコラーゲンは、タンパク質（アミノ酸）にビタミンＣと鉄が働きかけてつくられます。

　材料が足りずにコラーゲンがつくられなくなると、細胞と細胞が離れやすくなってしまいます。例えば、血管にすき間ができてしまうと、血がにじみ出ます。また骨はその半分がコラーゲンなので、コラーゲンがつくられなくなると、当然骨は折れやすくなります。

　これが長期間続いて、からだのあちこちから血が出て、骨がもろくなり、内臓が壊れる。これが壊血病です。壊血病は体内のビタミンＣの量がおよそ 300mg 以下になると発症するといわれています。

　私たちの体内には、およそ 1500 mg ほどのビタミン
C が蓄えられています。そのため、ビタミンCを含まな
い食事が数日続いても、障害がおきることはありませ
ん。しかし、ビタミンCを含まない食事が 60 〜 90 日
間ほども続くと、体内のビタミンCの量が 300 mg 以下
になってしまい、壊血病の危険性が高まります。

　ビタミンCとタンパク質、鉄を十分に摂り続けること
が、美しい素肌や丈夫な骨への第一歩です。

ビタミンCを多く含む食品

　アセロラ、青汁（ケール）、パセリ、せん茶、緑茶。
　とうがらし、菜の花、にがうり（ゴーヤ）。
　赤ピーマン、ブロッコリー、モロヘイヤ、ししとうが
らし。
　いちご、レモン（果汁）、キウイ、柿。

ビタミンD欠乏症、摂取過剰症

D₂とD₃がよく取りあげられ、D₄～D₇はさっぱりなのは、なぜ？

　ビタミンDにはD₂からD₇の６種類あります。しかし、D₄～D₇が取りあげられることは、ほとんどありません。活性が低く、食品にはほとんど含まれていないからです。

　ビタミンDのなかでよくとりあげられるのは、高い生理活性を示すビタミンD₂（ユルゴカルシノェロール）とビタミンD₃（コレカルシフェロール）です。

活性型ビタミンDが、体内の機能性たんぱく質を活性化させる

　ヒトを含む哺乳動物では、ビタミンD₂とビタミンD₃は、ほぼ同等の生理的な効力をもっています。ビタミンDは肝臓と腎臓を経て活性型ビタミンDに変わり、おもに体内の機能性たんぱく質の働きを活性化させることで、大きな作用となります。

骨格と歯の発育促進、カルシウム・リン吸収促進、カルシウム濃度の調節

　ビタミンDの生理作用のおもなものに、正常な骨格と歯の発育促進が挙げられます。また、小腸でのカルシウムとリンの腸管吸収を促進させ、血中カルシウム濃度を一定に調節することで、神経伝達や筋肉の収縮などを正常に行う働きがあります。

骨からカルシウムを溶出し、血中のカルシウム濃度を一定に保つ

　ビタミンDは、カルシウム代謝が正常なときには、小腸におけるカルシウム吸収、腎臓におけるカルシウム再吸収を促進し、血中のカルシウム濃度を一定に保ちます。そのことで、骨へのカルシウムの沈着を促します（カルシウムを介して間接的に骨形成に寄与）。

　血中のカルシウム濃度が低下したときには、腎臓での活性型ビタミンDの合成が高まり、副甲状腺ホルモンと共同して、骨からカルシウムを溶出して、血中のカルシウム濃度を高めます。

ビタミンDは、そのようにして、血中のカルシウム濃度の恒常性を維持することに、力を発揮しています。

高齢者、日光に当たる機会が少ない人は、食事から摂取しましょう

　日本は日照に恵まれているため、健常人が通常の生活をしているかぎり、ビタミンDが不足することはないでしょう。

　高齢者は、皮膚におけるビタミンD産生能力が低下することに加え、屋外での活動量が減少するため、日光の照射を受けることが減少しがちです。そのため、食事からビタミンDを、通常よりも多く摂取する必要があります。

　高齢者ではなくても、日光に当たる機会が少ない人も、意識して食事からビタミンDを摂取するようにしましょう。

　ビタミンDが欠乏すると、腸管からのカルシウム吸収が低下します。腎臓では通常カルシウムの再吸収を行っているのですが、それも低下します。

　そのことにより、かなりのカルシウム不足となり、低カルシウム血症（血液中のカルシウム濃度が低い症状）

となります。

　低カルシウム血症は、骨の軟化を招来し、妊婦などはとくに骨軟化症になりやすくなります。成長期の子どもは、骨の成長障害が起こりやすくなり、姿勢が悪くなったり、足の骨が曲がったり、くる病になったりしがちです。骨量が低下している高齢者の場合は、骨粗鬆症になりやすくなり、骨折による寝たきりのリスクが高まります。

ビタミンＤの過剰摂取

　ビタミンＤも脂溶性ビタミンのため、過剰摂取により、健康障害が起こることが知られています。

　ビタミンＤをとりすぎると、低カルシウム血症の真逆の高カルシウム血症が起こります。高カルシウム血症は、血管壁や腎臓、心筋、肺などに多量のカルシウムを沈着させることになります。

　その結果、腎機能障害、食欲不振、嘔吐、神経の興奮などの症状をもたらします。

　ビタミンＤが欠乏すると心血管壁は弱くなる。ビタミンＤが過剰になると石灰沈着を促す。

ビタミンDを多く含む食品

　ビタミンDは、きのこ類、魚介類、卵類、乳類に多く含まれています。

　ビタミンDは脂溶性なので、脂質を含む動物性食品から摂取したほうが、吸収されやすいので、きのこ類からビタミンDを摂取するときには、炒め物や揚げ物にして、油とともに摂取するといいでしょう。

ビタミンE欠乏症、摂取過剰症

トコフェロールとは、ビタミンEのこと

　ビタミンEは、4種類のトコフェロールと4種類のトコトリエノールの化合物の総称です。しかし、トコフェロールと表示されているものの多くは、じつはビタミンEであることが多いようです。

　ビタミンEは、その抗酸化作用により、肌あれの原因となる過酸化脂質の発生を防ぎます。肌あれ防止効果もあるともいわれていて、多くの化粧品に配合されていま

す。

　ヒトの肌のみならず、油分全般に強い還元力を発揮するため、油を使った食品にも「安全な抗酸化剤」として配合されています。

　ビタミンEは、免疫機能を高め、休内に侵入してくる細菌やウイルスの撃退にも力を発揮してくれます。

　細胞の酸化を防ぐため、老化防止効果もあります。

　血管の拡張を促し、血管内で血液が凝固するのを防ぐ作用もあります。

　身体の細胞を連携し、多くの重要な機能を果たす際にも使われます。

　生体膜の機能を正常に保ち、赤血球の溶血を防ぎ、生殖を正常に保つことにも関与しています。したがって、ビタミンCとビタミンEを同時に服用することで、効果が増すのです。

運動制御の喪失、筋力低下を引き起こすことも

　ビタミンEは、脂肪とともに摂取することにより吸収されやすくなるので、脂肪が適切に吸収されない疾患にビタミンE欠乏症が、関連して起こることがあります。しかし、ビタミンE欠乏症は、あまり多くない疾患で

す。

　ビタミンE欠乏症は、神経や筋肉に損傷を与える可能性があります。そうした損傷は、腕や脚の感覚喪失、身体運動制御の喪失、筋力低下、視覚障害などを引き起こすこともあります。免疫機能の低下を引き起こすこともあります。

　ビタミンEを、ずうっとではなく、たまに補充することを、お勧めします。

最良の供給源は植物油

　ビタミンEは、さまざまな食品に含まれていますが、最良の供給源は、植物油です。小麦胚芽油、ひまわり油、ベニバナ油、ゴマ油、トウモロコシ油、大豆油などがお勧めです。

　アーモンド、ピーナッツ、ヘーゼルナッツなどのナッツ類、ひまわりの種などの種子類にも豊富に含まれています。

　野菜では、ほうれん草やブロッコリーなどの緑色野菜に多く含まれています。

ビタミンK欠乏症、摂取過剰症

ビタミンKの天然のものは2種類

　ビタミンKには多種類ありますが、天然のものはビタミンK$_1$とビタミンK$_2$の2種類です。

　ビタミンK$_1$（フィロキノン）は、植物の葉緑体で生産されるので、緑黄色野菜、海藻類、緑茶、植物油などから摂取するとよいでしょう。脂肪と一緒にとると、よりよく吸収されます。

　ビタミンK$_2$（メナキノン）は、腸内細菌によって産生されますが、その量はわずかです。

　ビタミンKは、各種タンパク質のグルタミン酸をγ-カルボキシグルタミン酸に変換する時の補酵素として働きます。この働きによって、血液凝固因子が、カルシウムと結合できるようになり、正常な血液凝固が起こります。

　ビタミンKは骨の形成に必要とされ、日本ではメナキノン-4（メナテトレノン）が、骨粗鬆症治療薬として用いられています。

不足すると鼻血、胃腸からの出血、慢性化すると骨粗鬆症

　ビタミンKの摂取不足、長期間の抗生物質投与（腸内細菌が死滅しビタミンK供給が減少）、慢性の胆道閉塞症、脂肪吸収不全（脂肪とともに摂取することにより、よりよく吸収されるため）、肝臓病などによって、ビタミンKが不足することがあります。

　しかし、通常の食事をしている健常者がビタミンK不足になることは、ほとんどありません。

　ビタミンKが不足すると、鼻血、胃腸からの出血、月経過多、血尿、血液凝固の遅延などといった症状が現れます。また、ビタミンK不足が慢性化すると、骨粗鬆症になったり、骨折を引き起こしたりすることになります。

ビタミンK₃は使用禁止

　ビタミンK₁およびK₂は、過剰に摂取しても毒性がありません。しかし、合成品であるビタミンK₃は、人体に悪影響を与えます。そのため、過剰摂取はもちろ

ん、使用することさえ禁止されています。

日本人の骨が丈夫なのは納豆のおかげ

　納豆を食べると、納豆菌が腸内でビタミンKを産生するため、含有量以上の多くのビタミンKを摂ることができます。納豆の一人あたりの消費量が多い県ほど、大腿骨頸部骨折（股関節近くの骨折）の頻度が低い傾向がある、という調査報告があります。

　日本人のカルシウム摂取量は、欧米人よりはるかに少ないのですが、大腿骨頸部骨折の発生頻度は、日本人の方が欧米人より少ないという興味深い報告もあります。

　これはおそらく納豆の摂取量によるものでしょう。体型や生活習慣の違いもあるでしょうが、毎日のように納豆を食べることにより、腸内で納豆菌がせっせとビタミンKをつくっているからではないでしょうか。

Dr. 周東のある日の夢①
亜鉛は生命維持において最も中心になる微量元素

　ある日のこと。ふとこんなことをおもいました。

45億年前に火の玉状態の地球が誕生したという
か説がありました。

　そして、10億年前くらいのことでしょうか。銀
河系宇宙が落ち着いてきて、地球にぶつかってくる
星も減ってきて、地球の温度が下がり始めました。
海の温度も生命が誕生しやすい温度にまで下がりま
した。

　そんなとき、亜鉛とアミノ酸が、海のなかで結合
しました。雷によってエネルギーが与えられ、亜鉛
タンパクとして生命が誕生したのです！

　といっても、それはまだ微生物にもなっていない
生命でした。

　何億年か経ちました。海の中には、鞭毛を持った
多動症の微生物が泳いでいます。ほとんど動いてい
ないようですが、有核細胞の微生物もわずかにみえ
ます。

　ある時、とんでもないことが起こりました。鞭毛
を持った微生物が、有核細胞微生物の中に入ってし
まったようなのです。鞭毛微生物が有核微生物の細
胞膜を突き破って、有核微生物の中に入ってしまっ
たのです。それは、まさに受精卵のようです。

　有核微生物が入ってきた鞭毛微生物は、もともと多動症なので激しく動きます。そのたびに、有核細胞は核分裂を起こします。

　多細胞動物の誕生です。内臓に多くの内臓嚢胞があるようです。嚢胞とは、分泌物が袋状に貯まる病態のことです。分泌と吸収のバランスが崩れると起こるといわれています。

　その嚢胞は、細胞の縁によって溜まった脂肪液であると思われます。亜鉛欠乏によって内臓嚢胞が大きく発生していったのでしょう。

　内臓嚢胞が徐々に大きくなっていけば、その内臓嚢胞の周囲に正常細胞の影響が出ることになります。亜鉛とアミノ酸の欠乏という状態が治りさえすれば、内臓嚢胞は進まなくなると推測されます。

　内臓嚢胞は良性だから心配ないと言われてきました。しかし、嚢胞になる原因が、そもそも未だに不明なのです。これまでは、老化現象、疲れ、栄養不足などが、原因だと考えられていました。

　最近の私の見解は、序章16頁でも少し触れましたが、嚢胞の中は油水であることを注目した次のようなものです。

嚢胞の中の油水は、細胞が弱って、死んでしまって、溶けたもの。細胞が弱ったのは、細菌のせいではなく、亜鉛不足、栄養不足、酸素不足によるものだと考えてきました。臓器の細胞が何かの形で死滅した後に、溶けて溜ったものではないでしょうか。

　嚢胞は、これまでは老化現象などによるものだといわれてきました。しかし、嚢胞は大人だけではなく、子どもにも多く認められています。嚢胞は、亜鉛欠乏によるものではないでしょうか。

　超音波検査でみると、嚢胞が多い人に、亜鉛欠乏者が多いことがわかりました。嚢胞が大きくなればなるほど、周囲の細胞が圧迫を受け、ダメージが起きます。
　例えば、腎臓。
　多嚢胞症に腎機能低下がみられる。
　両者は一致している！

Dr. 周東のある日の夢②
ミネラルの欠乏と低タンパクは病気のもとになる

　ミネラルと蛋白と脂肪と糖分はとても大事だが、一番注目しなければならないのは亜鉛である。亜鉛は、髪の毛、骨格、筋肉、内臓、各支持組織等々、全身の細胞に必要なミネラルだからである。

　亜鉛が十分に効果を発揮するには、蛋白と結合しなければならない。

　太古代に、ミネラルとタンパク質が結合し、盛んに雷に打たれて生命が誕生したのではないか。

　ミネラルと蛋白の結合によって生命が誕生したのなら、細胞の健康維持に良いミネラルとタンパク質が必要なのは当然である。

　ミネラルの欠乏と低タンパクが、病気のもとになるのも当然である。質の悪いタンパクを食べないようにすることも大切である。

第4章 | 亜鉛の吸収・体内動態・排泄

亜鉛の吸収・体内動態・排泄

亜鉛を豊富に含む食品

　亜鉛は、私たちの体内でつくることはできないので、外から摂らなければなりません。私たちは通常、意識しないでいろいろな食品から亜鉛を摂取しています。

　効率よく亜鉛を摂るためには、亜鉛を多く含む自然食品を食べることです。レトルト食品やインスタント食品の多くは、亜鉛を豊富に含んでいません。精製された穀類も亜鉛を豊富に含んではいません。

　抹茶が100g中133.5mgと特に多く、次は73mgの牡蠣（かき）です。しかし、抹茶を１００ｇ飲むには、数日かかるのではないでしょうか。

　いも類では、ジャガイモ（0.7mg）やサツマイモ（0.3mg）よりも、里芋（1.8mg）のほうに多く含まれています。

　味噌については、赤味噌は11.2mgと、白味噌（1.8

mg）の 6 倍以上です。

　ココア（21.7mg）、煮干し（21.1mg）、いりアーモンド（10.7mg）、干し椎茸（9.0）、ウインナーソーセージ（6.8mg）、プロセスチーズ（6.4mg）、干しわかめ（6.1mg）、卵黄（6.0mg）、ゆで栗（5.6mg）、いり落花生（3.7mg）にも多く含まれています。

　亜鉛は確かに多く含まれているのですが、このなかで問題の食べ物があります。それは、煮干しです。煮干しは、血管の硬化をさかんにしてしまうため、食べすぎに注意しましょう。

亜鉛の体内動態

　亜鉛の体内動態（体内に入ってからの「吸収」「分布」「代謝」「排泄」）を探ると、まず亜鉛の吸収部位は十二指腸です。そして、体内動態の最後の「排泄」については、尿中はごくわずかであり、おもに便中です。

　亜鉛が吸収されやすい形は、アミノ酸などの低分子との結合体です。その吸収率については、摂取量によって変化し、20％から40％です。十二指腸、空腸（十二指腸から続く小腸の一部）で吸収され、胃ではほとんど吸収されません。

亜鉛の吸収を促進する物質は、ヒスジチン、システイン、ビタミンＣです。逆に阻害する物質は、フイチン酸（イノシトール６リン酸）です。

　フイチン酸は、イノシトールにリン酸が結合することによってできるリン酸化合物で、ビタミンＢの仲間です。穀類、大豆蛋白、ゴマ、ピーナッツなどに多く含まれていて、米ぬかやとうもろこしなどを、水や酸性水溶液で抽出することによって得ることができます。

　フイチン酸は、亜鉛、銅、コバルト、マンガン、鉄などのミネラルと強く結合し、複合体を形成する性質があります。フイチン酸が、体内に入った亜鉛の吸収を阻害するのは、そのためです。

　亜鉛の体内動態に戻りますが、十二指腸で吸収された亜鉛は、「亜鉛－アルブミン」として毛細血管へ移行し、血清中には「亜鉛－$\alpha 2$－マイクログロブリン」（32％）、「亜鉛－アルブミン」（66％）、「亜鉛アミノ酸」（２％）という状態で存在します。体内においては、血球、骨、歯などの臓器に広く分布しています。

　ゆえに、亜鉛は血液疾患、骨疾患、歯疾患と深く関連しています。

亜鉛の作用は、きわめて広範囲

　亜鉛は、酵素とホルモンの原料であるため、飲み過ぎ食べ過ぎ、気の遣い過ぎにも注意が必要です。飲食により酵素として消耗されるとともに、気を遣いすぎたり、大きなストレスが掛かったりすると、ホルモンとして消耗されます。

　ついつい食べすぎ飲みすぎてしまう生活習慣。ストレスを受けやすいとか、気遣いをしてしまいがちな性格も直す必要があるかもしれません。食べすぎ飲みすぎは酵素を消耗し、ストレスや気遣いはホルモンを消耗するからです。

　生体内の亜鉛は、蛋白質と強固に結合されるため、たとえ亜鉛欠乏状態に陥っても、亜鉛が動員されることはありません。そのため、毎日の食事で亜鉛を摂取し、補充していく必要があります。

　摂取すべき量は、「日本人の食事摂取基準（2020 年版）」（厚生労働省）を参考にすると、成人男性 10 〜 15 ㎎ / 日、女性 8 〜 13 ㎎ / 日ということになります。

　亜鉛含有胃潰瘍治療剤であるポラプレジンクを投与すると、膵液を介して糞便中に 85 ％ほどが排泄されま

す。循環血から尿中へは0.3％ほどです。糞尿ではなく、おもに糞便によって排泄されるということになります。

　そのほか、落眉、脱毛により11％ほど排泄されます。汗による排泄もあります。

　呼気による排泄は0％であり、呼気中に亜鉛が含まれることはありません。

　亜鉛の生体内における作用は、きわめて広範囲であり、その重要性は200から300におよぶ酵素の構成成分として存在していることからも伺えます。

　代表的な酵素としては、以下のものがあります。

　　炭酸脱水酵素

　　カルポキシペプチターゼ、アルカリフォスターゼ

　　酸化還元酵素

　　トランスフェラーゼ、リガーゼ

　　加水分解酵素

　　リアーゼ、イソメラーゼ

とても大切アルカリフォスファターゼ（ALP）

ヒトおよび動物のプラセンター（胎盤や臍帯）胎盤や臍帯には、多くの金属（ミネラル）が関わっている

　亜鉛は細胞の増殖や分化、性機能、暗順応などの重要な役割を果たしていることが、これまでの研究によって明らかになっています。暗順応（あんじゅんのう）とは、可視光量の多い環境から少ない環境へ急激に変化したとき、時間の経過とともに徐々に視力が確保される動物の自律機能のことです。そのほか、味覚、創傷治癒、免疫防禦機能などにおいても、亜鉛は重要な役割を担っています。

　亜鉛は、生体組織内において酵素の構成成分、つまり金属酵素として存在しています。ＤＮＡの複製、ＲＮＡの合成および蛋白質合成に、金属イオンは必須です。核酸合成および関連酵素に、亜鉛含有酵素が特に多いといえます。

　亜鉛は核酸、蛋白質の特定部位と結合し、核酸・蛋白・糖・脂質代謝やＤＮＡ・ＲＮＡの合成に関与する酵

素として不可欠です。つまり細胞質の基礎的栄養の成分であり、細胞内呼吸・代謝の主役であるとともに、"細胞間伝達物質"の原料として、生体機能に重要な役割を果たし、活性の中心をなしているのです。

ヒトの胎盤（プラセンター）のＤＮＡ Polymerase α および β も、亜鉛含有酵素の一種であるとされています。ＤＮＡ Polymerase において、亜鉛は本酵素をＤＮＡプライマーの 3-OH に結合させることに必要とされています。また機能を果たすには、亜鉛以外にマグネシウムまたはマンガンを必要とし、酵素-金属-基質の複合体を形成します。

これらのことから、ヒト胎盤はもちろん動物の胎盤や臍帯には、多くの金属が関わり、多くの酵素を含有しているといえます。

胎児は母胎の栄養失調などの緊急時においては、胎盤や臍帯から栄養を吸収しているともいわれています。そのためか、古くから中国では胎盤や臍帯を乾燥させ、漢方薬の材料としてきました。

また生後すぐに新生児の臍帯を乾燥させて保存し、その子の成長時に病に陥ったとき、その乾燥臍帯を少し切って煎じ、栄養薬として服用させていました。現在も乾燥臍帯の保存の習慣は残っていますが、医薬の発達に

より煎じ薬として服用させることはほとんどないようです。

アルカリフォスファターゼ（ＡＬＰ）は亜鉛酵素

アルカリフォスファターゼ（ＡＬＰ）は、リン酸化合物を分解する酵素です。肝臓や腎臓、腸粘膜、骨などで作られ、肝臓で処理され、胆汁のなかに流れ出ます。

胆石や胆道炎、胆道がんなどで、胆道がふさがれて、胆汁の流れが悪くなったり（胆汁うっ滞）、肝臓の機能が低下したりすると、胆汁のなかのアルカリフォスファターゼ（ＡＬＰ）は逆流し、血液中に流れ込みます。

そのため、胆汁がうっ滞すると、血液中のアルカリフォスファターゼ（ＡＬＰ）が増えて、アルカリフォスファターゼ値が大きく上昇します。しかし、急性肝炎、慢性肝炎、肝硬変など、肝疾患ではアルカリフォスファターゼ値の大きな上昇はみられません。

アルカリフォスファターゼ（ＡＬＰ）は、血液中のビリルビン（ヘモグロビンのヘムグループの分解代謝物です。黄色です）。アルカリフォスファターゼが高濃度になると、皮膚や眼球結膜などが黄色くなることがあります。それを黄疸といいます。

黄疸が現れたときに、その原因が肝臓にあるのか、胆道にあるのかを特定するのに、アルカリフォスファターゼ値がとても役に立ちます。

アルカリフォスファターゼ（ＡＬＰ）でわかること

　AST（GOT）、ALT（GPT）は、肝炎などで大きく上昇し、胆汁うっ滞では、さほど上昇しません。

　AST は、アスパラギン酸アミノトランスフェラーゼ（GOT は同じものの異なった呼び名です）。

　ALT（GPT）は、アラニンアミノ基転移酵素（GOT は同じものの異なった呼び名です）。

　健康診断などで、AST（GOT）、ALT（GPT）の値が分かると、次のようなこともわかります。

　ALT、AST が高度に上昇—————→急性肝炎
　ALT、AST が 100 前後かそれ以下—→肥満、お酒の飲み過ぎ、慢性肝炎
　ALT が AST より高値—————→急性・慢性肝炎、脂肪肝、胆石

　ALT、AST ともに、肝障害の指標として重要な検査

です。両者が高値ならば肝臓の病気を、AST の高値が優位ならば心臓や骨格筋の病気を疑います。

　アルカリフォスファターゼ値と AST（GOT）や ALT（GPT）の両方を見ることにより、原因が肝臓にあるのか、胆道にあるのか、さらにわかりやすくなります。

　なお、ＡＬＰ値は骨の成長とも関連しているため、成長期にある小児や思春期には、成人よりも高いＡＬＰ値を示すので、ご注意ください。

アルカリフォスファターゼの触媒作用

　アルカリフォスファターゼは、いろいろなリン酸塩エステルの水解を触媒します。この酵素は、活性中心にアミノ酸、セリンをもった二つのサブユニットからなる亜鉛酵素です。

　大腸菌から分解されたこの酵素は、分子量８万 9000 で亜鉛とマグネシウムと結合した蛋白です。

　哺乳類の組織中では、ＡＬＰは通常細菌内のリボ蛋白に関与しています。ヒト胎盤のＡＬＰも亜鉛金属酵素であり、その活性には亜鉛とマグネシウムが必要です。

　微生物や哺乳動物の肝から得られたアルコール脱水酵素は、すべて亜鉛の金属酵素です。

この酵素はNADを補酵素として、エタノール、ビタミンA、アルコール、ある種のステロールの酸化を触媒します。またアルデヒドとケトンをNADH（還元型ニコチンアミドアデニンジヌクレオチド）の存在下に還元します。

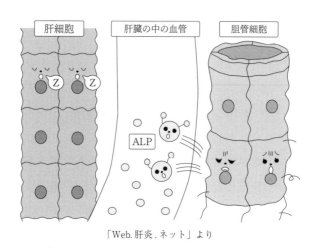

「Web.肝炎.ネット」より

亜鉛欠乏性貧血と銅欠乏性貧血

代謝が旺盛な臓器に多く存在している

体重70kgの成人の体に含まれる亜鉛の量は、1.5g

から 3g ほどです。亜鉛が多く存在するのは、筋肉（62.8％）と骨（29.2％）です。筋肉と骨だけで 90％ほどにもなります。

そのほか皮膚と毛髪に 8％、肝臓に 4 〜 6％、消化管・膵臓に 2.8％、脾臓に 1.6％ほどです。その他の臓器にも亜鉛は存在しますが、1％以下です。

亜鉛濃度が高い臓器は、肝臓、腎臓、膵臓、心臓、前立腺、眼です。大動脈、甲状腺にも高濃度の亜鉛が含まれています。亜鉛は代謝が旺盛な臓器に多く存在しているといえます。

味覚障害の患者さんが増えている

亜鉛は，代表的な必須微量元素です。亜鉛を欠乏すると、皮膚炎、脱毛、貧血、味覚異常、口内炎、男性性機能異常、易感染性、骨粗しょう症、筋力低下、サルコペニア、フレイルなどを発症することがあります。小児は、身長・体重の増加不良（発育障害）をきたすこともあります。

さらに、肝硬変、糖尿病、慢性炎症性腸疾患、慢性腎臓病、前立腺疾患、甲状腺疾患、慢性膵炎、脳に関する病気（うつ病、認知症、パーキンソン病など）の患者さ

んの多くは、亜鉛欠乏状態であるようです。患者さんの血液検査を見ると、明らかに血清亜鉛値が得低下しているので、そのことが分かります。

　また、有害な金属を体外への排出しやすくするキレート作用のある薬剤を、長期間にわたって服用していると、亜鉛欠乏になってしまうという報告もあります。

　味覚異常者は1990年の全国調査では推定14万人と報告され、2019年には27万人と報告されました。近年の高齢化社会と慢性疾患患者さんの増加を考えると、受診していない患者も多く、亜鉛欠乏症患者さんは激増しているようです。

亜鉛欠乏性貧血は、正球性正色素性貧血の１つ

　貧血には鉄剤を処方するのがつねですが、鉄剤を処方しても改善しない貧血があります。鉄剤が無効の鉄欠乏性貧血。これを、正球性正色素性貧血といいます。

　正球性正色素性貧血というのは、赤血球の大きさや、赤血球に含まれるヘモグロビンの濃度は、正常範囲内です。それなのに、患者さんは貧血になっているのです。

　長く競技生活を続けているスポーツ競技者などに多いようです。古くよりよく知られている貧血でもありま

す。

　亜鉛欠乏性貧血は、この正球性正色素性貧血病態の 1
つであると考えられます。実業団の男子陸上競技者の約
15％、女子の約 30％に、亜鉛欠乏にともなう貧血が見
られるとの報告もあります。

銅欠乏性貧血の原因と症状

　銅欠乏性貧血は、体が必要とする銅の量の不足により
起こる病気です。銅には、ヘモグロビンに鉄を転換させ
る不思議な作用があります。

　通常の栄養状態では、銅が不足することにより貧血を
起こすことはあまりないでしょう。しかし、手術をおこ
なうことにより、銅が不足することはあるようです。

　銅が不足すると、貧血の他にも運動失調やけいれんな
どの症状をともなうこともあります。

　銅欠乏性貧血のおもな症状は、貧血に共通する、頭
痛、めまい、立ちくらみ、疲労感、息切れ、動悸などで
す。そのほか、耳鳴り、全身倦怠感、顔色不良、口内
炎、頻脈、心拡大などがみられることもあります。

　眼瞼（まぶた）は、ふちが赤色で後ろ側が白くなって

いるのが正常です。貧血になると、前側のふちも後ろ側も同じく白色になってきます。それを、眼瞼結膜蒼白といいます。貧血のサインです。

貧血が重症になると、失神したり、狭心症になったり、心不全になることもあります。

銅欠乏性貧血のおもな原因は、銅の不足ですが、胃の手術後に銅が不足することがあります。

消化管から銅を吸収するさいに、亜鉛が銅の吸収を妨げることもあります。銅欠乏性貧血の原因は亜鉛、ということになるわけですね。亜鉛を長期にわったって過剰摂取をするなどのことがあって、そのようなことになるようです。

亜鉛製剤の使用で銅欠乏性貧血が発症することもあります。それは主に小腸において、亜鉛が銅の吸収を妨げ、銅が腸管壁にとられてしまうからです。

銅欠乏性貧血の検査と治療

銅欠乏性貧血の検査としては、血液検査です。ヘモグロビン濃度、ヘマトクリット値、赤血球容積、血清鉄濃度、血清銅濃度、フェリチン濃度、トランスフェリン量、セルロプラスミン値、さらに亜鉛値などが測定され

ます。

　血清銅濃度とセルロプラスミン値、銅欠乏性貧血であると判断されます。

　銅欠乏性貧血の治療は、経口によらず銅を継続的に摂取するのが一般的です。

　銅の生成を促進するために、銅の摂取とともに亜鉛製剤を用いることもあります。複数の治療方法を併用することによって、改善をはかったほうがいいでしょう。複数の治療方法を、症状の度合いに応じて併用してください。

鉄欠乏性貧血

亜鉛に阻害され、鉄も血液中に移行されない

　亜鉛の過剰投与は、腸管における鉄の吸収を阻害します。そのため、銅欠乏のみならず鉄欠乏も。亜鉛の過剰投与が原因であることがあります。

　亜鉛は腸管で微量元素結合タンパクであるメタロチオネインの合成増加をもたらし、より結合力のある銅が腸

管壁でとらえられてしまいます。銅がないわけではない
けれども、血液中に移行されないのです。

　鉄は、その銅と吸収動態が類似しており、銅と同じよ
うに、腸管壁でとらえられてしまい、血液中に移行され
ないのです。

鉄分不足は鉄欠乏性貧血に直結

　鉄は赤血球の原料なので、鉄が不足すると必要なだけ
赤血球をつくることができなくなり、鉄欠乏性貧血にな
ります。そもそも貧血とは、赤血球に含まれるヘモグロ
ビンが不足している状態をいいます。ヘモグロビンを作
るためには、鉄分は必要不可欠なので、鉄分不足は鉄欠
乏性貧血に直結するのです。

　鉄分喪失の２大原因は、「胃腸からの出血」と「月経
に伴う出血」です。そのほか、次のような原因もありま
す。

　子宮筋腫のある女性の月経による出血
　極端なダイエットをしているヒト
　食事がはなはだしく偏っているヒト
　手術によって胃切除をしたヒト

消化管から出血したヒト

血便や黒色便が出るヒト（消化管出血のため）

胃潰瘍の患者さん

憩室（注）出血の患者さん

悪性腫瘍の患者さん

妊婦さん

　　注。憩室とは、食道、胃、十二指腸、小腸、大腸な
　　　どの消化管の壁の弱いところが、内圧によって外
　　　側に向かってポケット状にくぼみを形成したも
　　　の。憩室のなかに異物がもぐり込むと、炎症を起
　　　こして、潰瘍が続発し、出血します。

　鉄欠乏性貧血の症状としては、めまい、頭痛、疲労
感、怠さ、失神、動悸、息切れなど、他の貧血と同じで
す。

　ヒトの体内の鉄分は、ある程度貯蔵されているので、
完全に使いきるには数か月を要します。そのため、鉄欠
乏性貧血は、きわめてゆっくりと進行することが多いと
いえます。

　診断も血液検査で、銅欠乏性貧血同じです。

　治療は、鉄が欠乏する原因を治すことが根本的な治療

になります。それと並行して鉄剤の内服や点滴を行います。

　鉄剤の服用は、かつては胃腸障害を引き起し、食欲が低下するということがありましたが、いまはそれが改善されたリオンという鉄剤が使われています。

　貧血が著しい場合には輸血が検討されます。鉄欠乏性貧血が心配な方、治療したい方は内科を受診してください。

Dr. 周東の診療日記・令和3年4月

　彼女にとって当院は初めてでした。肩が痛くて、吐いていたので、接骨院が当医院を紹介したようです。

　彼女にも、かかりつけ医はあったのですが、彼女のひどい嘔吐のために、治療を断られたようです。

　「コロナかも知れない。しかも肩が痛いというのだが、自分のところは、専門ではないから」

　ということでした。

　それで、彼女は慌てて接骨院に駆けつけました。

　すると、接骨院の先生が、

「周東先生に見てもらいなさい」

といったので、やってきたというのです。

　発作をおこしたばかりの心筋梗塞の患者さんは、普通の人と同じくらい元気です。よく動いて、言うことを聞かない性格の人たちが、心筋梗塞には多いことも、よく知られています。

　ですから、大騒ぎをして、動き回って、５時間後には、急性心不全で帰らぬ人になっていることがあったりします。急性心不全は、そんなこともあるとても恐い疾患です。

　心筋梗塞の始まりの症状には、胸部痛、左肩部痛、左手腕痛、喉部痛などがあります。

　私は、40年以上も医療活動をして来ましたので、多くの心筋梗塞を診断し、治療もしてきました。

　Aさんは、自分は骨の病気だと思い、Bさんは、自分は風邪だと考える。

　そうして、診察を受けるやいなや心筋梗塞の疑いあり！

　心電図検査し、心筋梗塞の確定診断！

昨日の81歳の婦人も、急性心筋梗塞を、順調に発見しました。

　血液迅速チェックのＴＮＴ（トロポニン）で陽性。トロポニン複合体は、骨格筋と心筋の両方に存在する横紋筋細胞のタンパク成分です。このトロポニンを検査することで、心筋梗塞を見つけることができます。ＴＮＴが陽性だと、心筋梗塞があるということになります。

　心筋梗塞と判明した後、迅速に点滴し、舌下錠を与え、獨協大学病院の医師にお電話をして段取りしました。

　その医師は、私のクリニックで1週間に1度働く医師なので、気持ち良く受けていただけました。

　急いで救急車を要請したところ、すぐに来てくれました。本当に運がよかった。なぜなら、この新冠病（コロナ）が流行っている期間は、救急車が忙しいあまり、なかなか来てくれないし、医療施設では、受けとり態勢が厳しくなってきているからです。

第5章 亜鉛欠乏の病態・症状

　亜鉛は、細胞の増殖および発生・分化に必須な微量元素です。300種類を超える酵素の構造維持を行ない、機能にも関与しています。

　2,000以上の転写調節因子の発現や機能にも関与しています。

　樹状細胞や肥満細胞において、細胞外刺激を細胞内に伝達する細胞内セカンドメッセンジャーとしても機能していることが、近年明らかになってきました。

　亜鉛欠乏には、先天的なものと後天的なものがあります。先天的な亜鉛欠乏は、約50万人にひとりくらいです。後天的な亜鉛欠乏は、発展途上国を中心に世界に約20億人ほど存在するといわれています。

　銅、鉄、セレニウムなどの金属欠乏症では、皮膚症状はほとんど認められません。先天的および後天的亜鉛欠乏症では、眼、口、鼻孔、耳孔、肛門などの開口部周囲および四肢末端に皮膚炎がみられます。

　感染症、持続性の下痢、羞明（注）、味覚障害、嗅覚異常、慢性疼痛、舌痛症、夜盲症（暗順応障害）、創傷

治癒の遅延、発育障害などもみられます。

注。羞明（しゅうめい）とは、通常は苦痛を感じない光量に対して、眩しく不快に感じること。眼内に入る光量の調節、光の通過障害、網膜の光刺激受容、刺激の伝導路（視路・中枢）などが障害されて生じる。

1. 亜鉛欠乏による皮膚の生成・維持障害

腸性肢端皮膚炎（ちょうせいしたんひふえん）

　亜鉛が欠乏することによる皮膚炎は、乳幼児によく見られます。手足の末端および口、まぶた、まつ毛の根元、鼻孔、外陰部などの周囲によく発症します。小さな水疱や膿疱（のうほう。水疱の内容物が壊死した白血球を主とする膿になっている）になっていたり、カンジタ感染をともなっていたりすることもあります。

　亜鉛と同じ必須微量元素の銅、鉄、セレニウムなどの欠乏症では、皮膚症状はほとんど見られません。しかしながら、先天的および後天的亜鉛欠乏症では、眼、口、

鼻孔、耳孔、肛門などの開口部周囲および四肢末端に、皮膚炎がみられます。

　亜鉛欠乏症によるそれらの皮膚炎は、腸性肢端皮膚炎と呼ばれています。

類天疱瘡様皮膚疾患（るいてんぽうそうようひふしっかん）
加齢と亜鉛欠乏による皮膚の生成・維持障害

　類天疱瘡（後天性表皮水疱症を含む）は、皮膚や粘膜に水疱（水ぶくれ）やびらん、紅斑（赤い皮疹）を生じる自己免疫性水疱症です。

　疫学調査により、全国で7000〜8000人ほど患者いると推定されています。軽症の患者さんを含めるとさらに多く、高齢人口が増加し続いているため、患者さんの数は日々増加していると考えられます。

　高齢人口の増加が患者数の増加につながっていることからも明らかなように、類天疱瘡の発症年齢は60歳以上に多く、70〜90歳代の高齢者にとくに多くみられます。

　この病気は、表皮と真皮の境にあるタンパクに対する自己抗体（自分自身を攻撃してしまう抗体）ができるこ

とによって起きることはわかっています。しかし、そのような自己抗体が作られる詳しい原因は、まだわかっていません。

　加齢と亜鉛欠乏による皮膚の生成・維持障害だと、私は診ています。

腸粘膜が萎縮し、腸透過性が悪くなり、下痢が誘発される

　ZIP4 遺伝子異常による先天性腸性肢端皮膚炎には、以下の３つの徴候があるといわれています。

　皮膚炎
　脱毛
　下痢

　皮膚炎につきましては、すでに見ました。脱毛については、次にみます。忘れられがちなのが、下痢です。

　亜鉛欠乏は多くのケースで下痢を合併します。なぜ下痢を発症するかというと、腸粘膜が萎縮し、消化吸収が障害されるからです。

　そのうえ、亜鉛欠乏は腸管でのイオン輸送や腸透過性

にも悪影響をおよぼします。さらに、亜鉛欠乏は腸粘膜の免疫機能を悪化させます。

　それらのことにより、下痢が誘発されるのです。

２．脱毛　育毛の決め手は亜鉛

育毛サプリメントのほとんどに亜鉛が含まれている

　ミネラルの一種の亜鉛の働きのなかで、もっとも大切なのは、食事で摂取したタンパク質を、筋肉や骨、臓器、髪の毛などの組織に変えることです。そのなかでも、タンパク質を髪の毛に変えることがとても大事です。

　育毛サプリメントのほとんどに亜鉛が含まれていることからも、このことがよく知られていることがわかります。

　ビタミンBによってタンパク質が分解されて、アミノ酸になります。そのアミノ酸がさらに変化してケラチンになります。髪の毛の約99％は、ケラチンです。

　そのケラチンを、アミノ酸から生成する際に重要な役割を果たすのが亜鉛です。ですから、ビタミンB、タン

パク質、亜鉛の３つが完全にそろわなければ、豊かで美しい髪にはならないのです。

植物性食品

食品名	1食あたりの重量（g）	亜鉛（mg）	
		1食あたり	100g あたり
がんもどき	100	1.6	1.6
マカロニ・スパゲッティ（乾）	100	1.5	1.5
発芽玄米めし	150	1.4	0.9
ピュアココア	18	1.3	7.0
玄米めし	150	1.2	0.8
そらまめ（ゆで）	60	1.1	1.9
スイートコーン（電子レンジ）	100	1.1	1.1
そば（ゆで）	200	0.8	0.4
カシューナッツ（フライ味付け）	15	0.8	5.4
アーモンド（フライ味付け）	15	0.5	3.1

（「日本食品標準成分表2020年版（八訂）」のデータより引用）

　かつて私は、フケがいっぱい、落屑がいっぱいのご高齢の患者さんの持続点滴に、亜鉛を加えることにより、フケも落屑も見事に直しました。フケや落屑は、亜鉛不足よる脱毛に関連する症状であり、症状はじつにさまざまなのです。

AGA（男性型脱毛症）の鍵・酵素５αリダクターゼ

　薄毛や抜け毛の原因として明らかになっているのは、男性ホルモンと５αリダクターゼです。亜鉛は「男性ホルモンと５αリダクターゼの結合」を抑制する働きをも担っています。

　５αリダクターゼは、ＡＧＡ（男性型脱毛症）と密接な関係にある酵素で、ＡＧＡで悩む方は５αリダクターゼへの理解を深めることが大切です。５αリダクターゼは、ＡＧＡだけではなく前立腺肥大症にも関係しています。

　誰にでも存在するものですが、薬や食べ物で対処した方がいいケースがあります。

　５αリダクターゼの体内での役割、薄毛との関係、抑制する方法について、次に詳しく解説します。

５αリダクターゼと薄毛の関係

　５αリダクターゼは、前頭部、後頭部、側頭部、前立腺などに存在する酵素です。ＡＧＡ（男性型脱毛症）は、男性ホルモンのテストステロンが頭皮の５αリダクターゼと結びつき、ジヒドロテストステロンに変化することによって脱毛をもたらします。

　ジヒドロテストステロンが、髪の成長に必要な男性ホルモン受容体に取り込まれ、脱毛を促す信号を発信します。そのことにより、髪の成長が阻害され、髪が薄くなるのです。

　５αリダクターゼは、テストステロンと結びつくことでジヒドロテストステロンに変化します。ジヒドロテストステロンは性機能に関連するホルモンですが、同時にＡＧＡの原因でもあるため、必要に応じて抑える必要があります。

　５αリダクターゼによって作られるジヒドロテストステロンは、前立腺肥大症に関連しています。前立腺肥大症とは、男性の尿道の周りにある前立腺が肥大し、尿道を圧迫するようになる病気です。

　ジヒドロテストステロンは、マイナスイメージの強いホルモンですが、男性ホルモン（テストステロン）を補

助する酵素でもあります。がっしりした身体作り、精子の生成、性欲上昇などに欠かせない男性ホルモン（テストステロン）を補助する酵素でもあるのです。

　ですから、ジヒドロテストステロンの生成が多くても少なくても問題になります。亜鉛を必要以上に摂取すると、毛が抜けることすらあります。

望ましい亜鉛の一日の摂取量

　髪の毛の生成に支障をきたさない亜鉛の摂取量は、どのくらいになるのでしょうか。

　厚生労働省の発表による「日本人の食事摂取基準（2015 年版）」では、亜鉛の 1 日の摂取量として、成人男子 10mg、成人女子 8mg が推奨されています。

　亜鉛の 1 日の摂取量の上限は、成人男性で 40 〜 45mg、成人女性で 35mg です。

　各年齢別の亜鉛の食事摂取基準は、次頁のとおりです。（日本人の食事摂取基準 2020 年版）

　血液検査でも 1 日に必要な亜鉛値を知ることができます。理想的な目標値は 110 〜 150㎎ /㎗です。

　血液濃度については、さまざまな論文を読みますと、110 〜 150㎎ /㎗ が目標となります。

＜亜鉛の食事摂取基準（mg/ 日）＞

性別	男性			女性		
年齢等	推奨量 （RDA）	目安量 （AI）	耐容上 限量 （UL）	推奨量 （RDA）	目安量 （AI）	耐容上 限量 （UL）
0 ～ 5（月）	－	2	－	－	2	－
6 ～ 11（月）	－	3	－	－	3	－
1 ～ 2（歳）	3	－	－	3	－	－
3 ～ 5（歳）	4	－	－	3	－	－
6 ～ 7（歳）	5	－	－	4	－	－
8 ～ 9（歳）	6	－	－	5	－	－
10 ～ 11（歳）	7	－	－	6	－	－
12 ～ 14（歳）	10	－	－	8	－	－
15 ～ 17（歳）	12	－	－	8	－	－
18 ～ 29（歳）	11	－	40	8	－	35
30 ～ 49（歳）	11	－	45	8	－	35
50 ～ 64（歳）	11	－	45	8	－	35
65 ～ 74（歳）	11	－	40	8	－	35
75 以上（歳）	10	－	40	8	－	30
妊婦（付加量）				＋2	－	－
授乳婦 （付加量）				＋4	－	－

<国立研究開発法人 医薬基盤・健康・栄養研究所＞より

動物性食品

食品名	1食あたりの重量（g）	亜鉛 （mg）	
		1食あたり	100g あたり
かき （生）	60	8.4	14.0
輸入牛リブロース（焼き）	100	6.3	6.3
国産牛ヒレ （焼き）	100	6.0	6.0
輸入牛もも （焼き）	80	5.3	6.6
牛ひき肉 （焼き）	50	3.8	7.6
ラムもも （焼き）	80	3.6	4.5
若鶏もも （皮付き、焼き）	100	2.5	2.5
牛タン （焼き）	50	2.3	4.6
豚ロース （脂身付き、焼き）	100	2.2	2.2
うなぎ （かば焼き）	80	2.2	2.7

（「日本食品標準成分表 2020 年版（八訂）」のデータより引用）

学術

生命維持元素と健康—特に亜鉛について—

医療法人　健身会
駅ビル医院「せんげん台」（越谷市）　周東　寛

🔑キーワード：生活習慣病、必須微量元素、亜鉛欠乏症、亜鉛過剰症、
　　　　　　細胞伝達物質、医食同源

　ここに掲載いたしました表1から表5は、このテーマ
の私の最初の論文に添えられたものです。『埼玉県医師
会誌　611号』（2001年）に掲載されました。

　隔世の感がありますが、当時は最先端の情報であり、
重要なところは、ほとんど変わっていません。

　いかがお感じになりますか。

　懐かしくて掲載させていただきました。

（表1）
※生体中の金属量ベスト3

1.	鉄	4.5g
2.	亜鉛	14 ～ 23g
3.	銅	0.1 ～ 0.15g

（表 2）

※微量元素のヒト 1 日必要量

鉄（Fe）	10 〜 18mg	コバルト（Co）	0.02 〜 0.16mg
亜鉛（Zn）	10 〜 15mg	セレン（Se）	0.03 〜 0.16mg
銅（Cu）	1.0 〜 2.8mg	マンガン（Mn）	0.7 〜 2.5mg
クロム（Cr）	0.29mg	モリブデン（Mo）	0.1mg
ヨウ素（I）	0.1 〜 0.14mg	すず（Sn）	不明

（表 3）

世界各国の微量元素所要量（30 歳男性、mg/ 日）
日本の国民栄養所得に入っているのは。鉄のみである。「貧血であれば鉄」という誤った認識を生むもとになっている。

国	鉄	ヨード	亜鉛	銅	セレン	マンガン	クロム	モリブデン	フッ素	コバルト
U.S.A	10	0.15	15	2 〜 3	0.05 〜 0.2	2.5 〜 5.0	0.05 〜 0.2	0.15 〜 0.5	1.5 〜 40	0.1 〜 02

168 医薬ジャーナル Vol33. No、iai997/ix 3046

（表４）

鉄欠乏性貧血と亜鉛欠乏性貧血の微量元素動態。亜鉛欠乏性貧血では、不飽和鉄結合能が高くならないのが特徴である。また全体的な低栄養状態を反映して、ソマトメジンCも低い。

		鉄欠乏性貧血	亜鉛欠乏性貧血	有意差
血清鉄	（μg/dℓ）	24 ± 15	32 ± 11	
フェリチン	（ng/dℓ）	15 ± 4	26 ± 3	p＜0.05
不飽和訣結合能	（μg/dℓ）	395 ± 34	150 ± 24	p＜0.01
銅	（μg/dℓ）	94 ± 10	91 ± 16	
セルロプラスミン	（μg/dℓ）	28 ± 12	29 ± 8	
亜鉛	（μg/dℓ）	87 ± 12	84 ± 18	
ソマトメジンC	（ng/dℓ）	310 ± 40	180 ± 30	p＜0.05

（糸川嘉賑 1993）

　表5では、抹茶が1位になっているが、1日に抹茶を100g飲む人などいません。ケーキなどに使われることもありますが、それでも抹茶100g入れのケーキを食べる人もいないでしょう。

　牡蠣については2位になっていますが、牡蠣はタンパクも多く、即有効です。

　亜鉛をもっとも必要とする臓器

　①前立腺　②骨　③筋（亜鉛とクロムで脂肪代謝をさかんにする。エネルギー産出を行う）④腎（機能を維持するために）⑤心臓

（表5）

主な食品中の亜鉛含有量（可食部 100g 中）

	食　品　名	亜鉛量 （mg）		食　品　名	亜鉛量 （mg）
穀　物	食パン	1.1	卵肉類	鶏卵（全卵）	2.2
	そば（ゆで）	1.1		鶏卵（卵黄）	6.0
	精白米（めし）	1.2		鶏卵（卵白）	−
	もち	1.1		牛肉	1.3
いも類	こんにゃく	0.3		豚肉	2.0
	さつまいも	0.3		とり肉	1.7
	さといも	1.8		プレスハム	2.8
	じゃがいも	0.7		ウインナーソーセージ	6.8
油脂類	植物油	0.1	野菜類	にんじん（生）	0.4
	豚脂	0.6		ほうれん草（ゆで）	0.7
	バター	1.3		ピーマン（生）	0.4
	プロセスチーズ	6.4		キャベツ（生）	0.3
	牛乳	0.1	果実類	いちご	0.3
	マヨネーズ	1.8		すいか	0.3
豆類	豆腐	0.8		なし	0.2
	納豆	3.0		リンゴ（ふじ）	0.2
	みそ（白）	1.8		バナナ	0.2
	みそ（赤）	11.2		みかん	0.3
	大豆（煮）	1.8	海藻類	味付けのり（干）	2.0
魚介類	あじ	7.6		こんぶ（干）	1.6
	いわし	1.6		とろろこんぷ	1.2
	煮干し	21.1		わかめ（干）	6.1
	さんま	1.3	きのこ	えのきだけ	0.8
	かき	73.0		しいたけ（生）	0.9
	あさり	2.8		しいたけ（干）	9.0
	干えび	6.2	種実類	アーモンド（いり）	10.7
	しらす干し	2.6		栗（ゆで）	5.6
飲み物	ココア（粉）	21.7		落花生（いり）	3.7
	インスタント コーヒー	0.5			
	抹茶	133.5			
	煎茶浸出液	6.4			

5g/200ml　1 分間

3．亜鉛欠乏性貧血

亜鉛欠乏によるスポーツ貧血

　過激なダイエット、過度の食事制限は、亜鉛の欠乏を招来します。未熟児、農村の女性、中高年の労働者などに、亜鉛欠乏性貧血が多いことも知られています。

　動脈硬化症、心臓病、胃腸疾患、糖尿病、肝障害、ガン、膠原病、自己免疫疾患、不妊症、習慣性流産、各種感染症においては、亜鉛の欠乏を疑う必要があります。

　「貧血であれば鉄剤投与」というのが、これまでは常識でした。そんななかで、鉄剤などに反応しない貧血というものが、ときどきみられました。

　そのような貧血は、難治性貧血と呼ばれ、治療は困難であるとされてきました。

　他方、亜鉛静注法（亜鉛クリアランス法）により、スポーツ貧血が改善しているという報告がありました。これは、とりもなおさず亜鉛欠乏がスポーツ貧血をもたらしているということを示すものです。

　女子長距離ランナーの運動量が、摂取栄養量を大きく

上回っているという報告もありました。その女子長距離ランナーのスポーツ貧血は、当初は鉄剤の投与がなされました。しかし、それでは改善されず、亜鉛の併用投与によって改善されました。

多量の発汗による亜鉛喪失にも注意が必要です。亜鉛欠乏性貧血に直結しています。成長ホルモン（GH）の刺激によりおもに肝臓で産生されるペプチドホルモンの一群であるソマトメジンや亜鉛由来の造血ホルモンの低下によって貧血が惹起されるからです。

運動をするとたくさんの酵素やホルモンが消耗されます。その酵素やホルモンの原料は亜鉛です。ですから、使われた酵素やホルモンを回復するためには、まずは原料の亜鉛を補充しなければならないわけです。

このことは、体のすべての代謝についていえることです。

妊婦に見られる亜鉛欠乏性貧血

女性は月経があるため貧血になりやすいのですが、妊婦さんになると、さらに貧血になりやすくなります。

女性は妊娠をすると、胎盤を通しておなかの赤ちゃん

に栄養を送ります。赤ちゃんの成長には、鉄、亜鉛、銅といったミネラル（鉱物）が不可欠です。そうしたミネラル類を、妊婦は優先的に赤ちゃんに送ります。そのため、母胎はミネラル不足となり、妊婦さんが亜鉛欠乏性貧血になってしまうわけです。

　妊娠中の女性は、鉄分を通常の2倍、亜鉛を通常の1.5倍ほど摂るようにしましょう。妊娠が進むと赤ちゃんに送る亜鉛の量、鉄の量が増えますので、くれぐれもご注意ください。

　あとで詳しく述べますが、妊娠すると味覚に変化があるといわれています。酸っぱいものが食べたくなったり、今まで好きだった食べ物が嫌いになったりするわけです。

　妊娠すると味覚に変化があるのは当たり前だと思われがちですが、味覚に変化を生じさせている原因の1つに、亜鉛欠乏の可能性があります。

4．褥瘡（じょくそう）の真の原因

慢性的圧迫による血行障害は「きっかけ」

　高齢者が寝たきりになることによって、褥瘡（じょくそう）などができるのも、亜鉛欠乏が原因かもしれません。

　褥瘡は、体重で圧迫されている場所の血流が悪くなったり滞ったりすることによって、皮膚の一部が赤い色味をおびたり、ただれたり、傷ができたりする症状です。「床ずれ」ともいわれます。

　慢性的圧迫による血行障害はもちろん重要な「きっかけ」ですが、おもな原因は、別にあるのではないでしょうか。

　褥瘡の改善や再発防止のために、たくさんの除圧法や除圧器具が開発されています。それらを用いても、改善しなかったり、治っても再発しやすかったりすることが多いようです。

　褥瘡の真の原因、それは亜鉛欠乏でしょう。

　褥瘡で苦しんでいる患者さんに内服で亜鉛を補充すると、創傷（そうしょう）治癒機能が正常に働くようにな

り、傷の治りが早くなり、褥瘡が自然と改善していきます。治療には外用の亜鉛化軟膏も使用しました。

亜鉛は、蛋白合成、DNA、RNAの合成、細胞増殖、アミノ酸の代謝に必要であり、抗菌作用もあります。

それらが総合力を発揮して褥瘡の改善を予防し、褥瘡を改善しているのではないでしょうか。

褥瘡を「傷治癒遅延」という観点から

亜鉛は、DNAやRNAなどを合成するのに必要な酵素の役目もはたしているようです。そのため、亜鉛は核酸やタンパク合成に必須であり、免疫力をつくる原料として必要になります。ケガや感染症など、体の外面のみならず内面の傷をできるだけ早く閉じるための「創傷治癒」に、大きな役割をはたしているはずです。

ということは、亜鉛欠乏状態だと「創傷治癒」はかなり遅れることになります。傷がなかなか治らないので褥瘡になってしまい、一度褥瘡になると、なかなか治らないということにもなるわけです。

東御市立みまき温泉診療所（長野県）顧問の倉澤隆平医師は、長年にわたり数多くの褥瘡患者さんを、亜鉛補

充により、短期間で治してこられました。

　たとえば、約6年間にわたり、病院と施設を行ったり来たりしていた79歳患者さんは、なかなか治らない褥瘡（難治性褥瘡）患者さんでした。

　その難治性褥瘡患者さんを、倉澤隆平医師は、約50日でほぼ完全に治癒させてしまったそうです。そのとき、倉澤隆平医師が行ったことは、もちろん亜鉛補充療法でした。

　このときの難治性褥瘡の患者さんには、局所療法も行ったそうですが、それはイソジンシュガー（一般名ポビドンヨード配合軟膏）のみだったそうです。

　亜鉛補充と軟膏の治療を開始した約1週後には、潰瘍面がやや乾いた感じになり、潰瘍も縮小し始めたそうです。2週後には、滲出液がほとんどなくなったそうです。それにともなって、潰瘍はぐっと縮小しました。

　さらに2週間経過すると、滲出液がほとんどなくなりました。そこで、イソジンシュガーをデュオアクティブ（ハイドロゲル創傷被覆・保護材）に変更したそうです。ほとんど完治したわけですね。

　倉澤隆平医師は、次のように語っています。

　「亜鉛補充による全身療法と適度な局所療法で、ほとんどの褥瘡は治癒します。皮膚の脆弱状態は、亜鉛欠乏

による酵素の機能不全から代謝異常が起こり、治癒が遷延するものです。皮膚の状態を回復すれば、多少の圧迫で局所の血行障害が生じても、褥瘡は発症しない」

　亜鉛は、褥瘡にたいしては、肉芽の発生と生育を促進させるばかりか、直接的な殺菌作用があるので、昔から亜鉛化軟膏として利用されてきました。

5．目立った異常がないのに痒い、痛い

目立った異常がないのに痒（かゆ）い皮膚掻痒症（ひふそうようしょう）

　皮膚掻痒症は、皮膚に発疹など目立った異常が見られないのに、痒（かゆ）みが起こることがあります。それが皮膚掻痒症（ひふそうようしょう）です。

　皮膚掻痒症の原因は、皮膚の乾燥や老化といわれていますが、私はこれも亜鉛欠乏によるものだと考えています。

　亜鉛が皮膚で維持できなくなると、皮膚が正常に生まれ変わらなくなるため、異常に乾燥したりバリア機能が低下したりします。そのことにより、発疹などの目立っ

た異常が見られないにも関わらず、痒みが起こるのではないでしょうか。

　対処療法としては、保湿剤やステロイド薬が有効ですが、根治させるには亜鉛を補充することです。内服薬もあります。外用薬は古くから亜鉛化軟膏が使用されていました。

　掻痒症のなかで、薬剤が原因のものを、私は「薬剤性掻痒症」と呼んでいます。高脂血症治療薬などを処方したときに、ときどき起こります。

亜鉛の吸収効率を高める

　亜鉛を口から摂取したときの吸収率は、約 30% といわれています。しかし、亜鉛の摂取量が増加すると、吸収率は低下します。そのため、亜鉛欠乏を予防するためには、消化管における亜鉛の吸収効率を高めることが大切になってきます。

　そこで注目されるのが、亜鉛トランスポーター ZIP4 です。経口摂取した亜鉛は、腸粘膜上皮細胞の消化管管腔側細胞膜上に存在する ZIP4 によって、上皮細胞内に取り込まれ、血管に取り込まれます。

　消化管での亜鉛吸収に ZIP4 はなくてはならないもの

ですが、ZIP4 の発現は亜鉛によって制御されてもいます。

亜鉛は働き者なのです。

口の中がガサガサして、飲み込みにくい口腔咽頭内症状

「口の中がガサガサする」「なにも食べていないのに苦い」「飲み込みにくい」などといった症状が、口腔咽頭内症状です。口腔咽頭内症状は、そのような症状ということで、具体的な病名はありません。

亜鉛が欠乏すると、知覚神経の感覚を脳に伝える神経が正常に働かなくなります。その結果、知覚神経が誤作動を起こして、口の中や咽頭に違和感を覚え、「口の中がガサガサする」「なにも食べていないのに苦い」「飲み込みにくい」というようなことになってしまうのです。

亜鉛を補充すると、知覚神経が正常に働き、口腔や咽頭の違和感はなくなります。ご高齢の患者さんに多いのですが、亜鉛を補充することにより、数週間から1ヵ月ほどで改善します。

じつは亜鉛不足であった患者さんに亜鉛を補充すると、みなさん発声がよくなり、歌う声に艶が出てきま

す。カラオケが上手になります。

異常がないのに舌や口腔内が痛い舌痛症

　舌や口腔内が燃えるように痛い。舌尖、舌背、舌側面などが、びりびり痛い、ヒリヒリ痛い。熱いもの、辛いものが滲みる。

　舌・口腔内に異常がないのに、これらの症状がある舌痛症のほとんどは、亜鉛の欠乏を原因とするものです。

　舌痛症の多くは、口腔内や咽頭の違和感、食欲不振などとともにおき、長期間続くのが特徴です。

　舌痛症は原因不明といわれていますが、多くの場合、亜鉛欠乏が原因です。亜鉛を補充することで、脳に送られる痛みの刺激を抑制できることが分かっています。

6．食欲低下と亜鉛欠乏は悪循環しがち

食欲不振、食欲低下が亜鉛欠乏状態をなお悪くする

　入院中に食欲がなくなったとか、なぜだか食べないからと胃瘻を造成された人もいます。

胃瘻（いろう）は、「おなかの小さな口」のことです。口から食事のとれない方や、食べてもすぐにむせ込んでしまうので、肺炎が危惧される方などに、胃に直接栄養を入れるための「おなかの小さなお口」です。

　鼻からのチューブなどに比べ、患者さんの苦痛や介護者の負担が少なく、喉などにチューブがないため、お口から食べるリハビリや言語訓練が行いやすいというメリットがあります。

　食欲不振は、拒食症にまで至る重度のものから、原因不明のもの、どうにも空腹感がない、元来少食など人さまざまです。それらの食欲不振をよく調べると、亜鉛欠乏によるものがけっこうあります。

　亜鉛が欠乏すると、消化管粘膜が萎縮し、消化液の分泌が減少し、消化管運動が低下していることが多々あります。食欲不振、食欲低下は、その結果です。

　食欲不振、食欲低下は、食物の摂食量減少をもたらし、亜鉛欠乏状態を増悪させます。悪循環に陥るわけです。

食欲不振も亜鉛補充で乗り切ろう

　高齢になると食欲は落ちると一般には思われています

が、その多くは、亜鉛欠乏によるものです。

　亜鉛は摂食中枢の刺激にも関わっていて、摂食行動を促すようです。その亜鉛が不足すると、摂食中枢への刺激が減り、食べたいという意欲が湧かなくなります。

　だったら胃瘻を造設しようということにもなるのですが、私はおすすめできません。「食欲がない」という患者さんには、まず亜鉛を補充すべきです。そのことでたいがいはよくなります。それも、数日から二週間ほどです。

7．味覚障害は年々増えている

味覚障害の患者さんは年々増えている

　舌で味覚を感じることができるのは、舌にある味蕾（みらい）らいの中の味細胞から、味覚神経を通して、脳にある味覚中枢に情報が送られるからです。

　味細胞は、短い周期で新しく生まれ変わります。亜鉛が不足すると、味細胞が新たに生まれなくなり、味覚障害が起こることになります。

　「ご飯が苦い」「水が酸っぱい」あるいは「味がわから

ない」などと感じるようであれば、味覚障害が起こっているといえます。

　せっかくのご馳走も、おいしく味わえない「味覚障害」を訴える患者は増えています。

　1990年に14万人だった患者の数は、2003年には10万人増えて24万人に膨れあがり、その後は落ち着いて2019年には27万人になっています。

　しかし、この数字は「味覚障害」を疑って病院を訪れた人の数です。高齢者になれば、味がわからなくなるのは当たり前とあきらめた人、こんなことくらいで病院に行くのはヘンだと、味覚障害であるにもかかわらず、受診しない人を含めると、その数はおそらく何倍にものぼるでしょう。

味覚障害　患者数

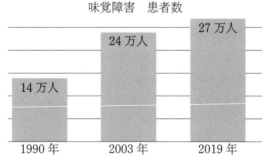

「Web.NHK 健康チャンネルで確かな医療・健康情報を」より

亜鉛不足で味覚障害を引き起こす

「味覚障害」の原因は、おおよそ次の４つです。

心因性のもの
全身の病気によるもの
口腔内の病気や服用している薬の副作用
亜鉛不足

このなかで、一番多いのは「亜鉛不足」です。

亜鉛は、私たちにとって必要不可欠なミネラルです。味のセンサーといわれる口腔内の「味蕾（みらい）」が、新陳代謝する際に必須なのは亜鉛です。

亜鉛がなければ、「味蕾」は新陳代謝することができず、味のセンサーを失った状態になり、味がわからなくなったり、ご飯を苦く感じたり、水を酸っぱいと感じたりしてしまいます。

亜鉛は、日本人に不足しがちな栄養素です。実に成人の半分以上が「亜鉛不足」だというデータもあるくらいです。ということは、日本人の成人の半分以上が味覚障害に陥ってもおかしくないということです。

お腹が空けば、多少まずくても、ヒトは食べる？

　味覚障害は、蕎麦つゆの味がよく判らないとか、味噌汁の塩味がつくるたびに違っているなどのことから、家の人など周りが気付いて受診するケースも少なくないようです。

　味覚障害単独で発症することもありますが、多くは舌痛や口腔内違和感、皮膚病変などの亜鉛欠乏症状と合併して発症することが多いようです。

　味覚障害と食欲不振の合併については、「味覚障害だから食欲がない」と単純に、常識的に結びつけるのは間違いです。

　「味覚障害と食欲不振の発症機序は別」と考えた方がよいでしょう。味覚障害になると、何を食べてもおいしくはありませんが、お腹が空けば、多少まずくても、ヒトは食べるということもあるようです。

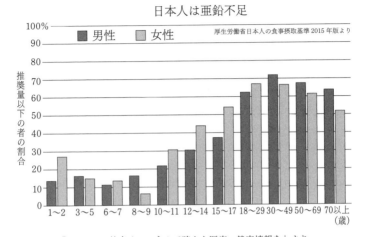

日本人は亜鉛不足

「Web.NHK 健康チャンネルで確かな医療・健康情報を」より

8．薬剤による亜鉛欠乏

病気を治すための薬剤で味覚障害に？

　薬剤は、もちろん病気を治すためのものですが、長期に服用していると、味覚障害を合併するものがあります。亜鉛の吸収を抑制する亜鉛キレート作用のある薬や唾液分泌をおさえる薬が、味覚障害を惹起させやすいようです。

　薬剤性味覚障害の原因となる薬剤には、次のようなも

のがあります。

利尿剤……………ラシックスなど
降圧剤……………ノルバスク、ブロプレス、タナトリルなど
鎮痛剤……………ボルタレン、セレコックス、ハイペンなど
抗菌薬……………ミノマイシン、クラリス、ジスロマックなど
糖尿病治療薬……メトグルコ、アクトス、スターシスなど
高脂血症治療薬…リピトール、リバロなど
抗がん剤…………ティーエスワン、ユーエフティ、ゼローダなど
抗リウマチ薬……リウマトレックス、レミケード、エンブレル、アラバなど
「Web.みどり病院」より

味覚障害を改善させる豊富に亜鉛を含んだいい薬があります

薬剤による味覚障害を治すには、まずは原因になって

いる薬剤の服用を休む、あるいは減量することです。

　そして、亜鉛剤を補給しましょう。薬剤による味覚障害の改善には、意外でしょうが、亜鉛剤が大きな効果を発揮します。漢方薬が有効なこともあります。かかりつけ医の先生に尋ねてみてください。

　薬剤を必要としている疾患のために、休薬できない場合は、薬剤の変更を検討するという方法があります。味覚障害を合併しない薬剤を探してみてください。

　1錠中に亜鉛を17mg含有しているプロマックDという薬があります。胃潰瘍の薬で、胃潰瘍治療に使用するときのみ保険適応になっています。このプロマックDは、適応外処方になりますが、味覚障害を改善させる豊富に亜鉛を含んだいい薬です。

　ノベルジンが、2017年に適応拡大されました。低亜鉛血症という診断ならば保険適応になります。

食欲不振、栄養不足になる前に
「ひょっとして、味覚障害？」と受診

　味覚障害は、患者さん自身も副作用だと気付いていないことが多く、見逃されがちです。

　「何を食べても味気なくて……」というようなことが

あれば、「病気だからしかたない」などとは思わずに、味覚障害を疑ってみてください。

　病気になっても、生きることに積極的な姿勢を失わないことが大切です。その意味でも、食欲がなくなったり、栄養不足になったり、塩分をとりすぎてしまったりするまえに、「ひょっとして、味覚障害？」と、受診してみてください。

9．発育障害・低身長

発育不全、骨格奇形、関節炎の増加、骨粗鬆症などが亜鉛不足によるものと知られるようになった

　亜鉛が欠乏することによって、臓器内の亜鉛が減少するとなんらかの障害があらわれます。血清（血漿）、骨、腎、胃、小腸、膵、胸腺、睾丸などには、早く障害があらわれます。それらは障害を受けやすいからです。

　肝臓、肺、心臓、脳、筋肉は、患者さんがたとえ亜鉛欠乏状態であっても、それぞれの臓器から亜鉛が減ることはありません。

　生体にたくさんの酵素やホルモンを作って提供してい

る肝臓、肺、心臓、脳、筋肉などの臓器は、たくさんの
亜鉛を原料として利用し、多くの酵素を作らなければな
りません。ところが亜鉛欠乏症になれば、**酵素量が減少
し、細胞活性が低下してしまうのです。**

　したがって、細胞伝達物質の生成に強い影響があると
いうことです。それは、とりもなおさず亜鉛の欠乏が、
現代病を引き寄せる。動脈硬化と免疫力低下による虚血
性心疾患、脳梗塞、さらにはがんを招いているというこ
とです。

　亜鉛欠乏によるＡＬＰ活性低下については、多くの報
告があります。亜鉛欠乏症になると皮疹があらわれるの
ですが、輸液（点滴）するときに、亜鉛欠乏症の皮疹が
出現する２、３時間前から、血清ＡＬＰが低下します。
しかし、亜鉛を投与することにより、症状は改善され、
ＡＬＰが上昇することは、よく知られています。

　ヒトの成長・発育については、亜鉛は核酸、蛋白合成
などに関与し、成長・発育に不可欠な微量元素であるこ
とが認められています。

亜鉛が注目されはじめたのは 1961 年

　亜鉛は、必須微量元素として、その役割を認識されて

いたにもかかわらず、臨床的にはあまり問題にされてきませんでした。それが、1961年に実際には21歳であるのに、10歳程度にしか見えない著しく成長の遅延を示したイラン人の男性の症例により、大きく変わりました。そのイラン人の男性の著しい成長の遅延が、亜鉛不足によるものと報告されたからです。

この症例以降、ヒトにおける亜鉛欠乏症として、発育不全、骨格奇形、関節炎発生の増加、老人では骨粗鬆症などが広く知られるようになりました。

成長障害にも深い関係がある

亜鉛欠乏は成長障害と深い関係にあります。それは蛋白合成障害に基づくとされています。亜鉛は核酸代謝とも関連性があります。

亜鉛欠乏により、ＤＮＡ＜ＲＮＡの合成が阻害されます。それに、成長障害の原因として、血清ＡＬＰの低下が関与していることも考えられます。ＡＬＰアイソザイムの中で、特に骨ＡＬＰアイソザイムの減少が認められると考えられます。

このことは、成長盛りの子どもの血中ＡＬＰが高く、成長しきった子どものＡＬＰは正常化し、成長障害を有

した子どものＡＬＰは低下しているというデータがよく
示していることでもあります。

10．性腺機能不全

亜鉛欠乏による性腺（男性では精巣、女性では卵巣）発達障害

　亜鉛が欠乏すると、男性ホルモン・テストステロンの
合成・分泌が低下します。テストステロンの分泌が低下
すると、性腺（男性では精巣、女性では卵巣）の発達障
害が起き、機能不全へとつながることもあります。

　このことから、精液中の亜鉛濃度が低くなると、男性
の不妊症率は高くなるといえます。

　亜鉛欠乏による精子形成障害の原因としては、酸化ス
トレスとアポトーシスの増加によるテストステロン産生
の減少が考えられます。

　酸化ストレスとは、酸化反応によって引き起こされる
生体にとって有害な作用のことです。

　ヒトにとって、活性酸素は酸化ストレスを与えるもの
です。抗酸化物質と抗酸化酵素は、酸化ストレスをなく

してくれるものです。これらの原料にも亜鉛が関与しています。ですから、亜鉛を補佐して抗酸化物質と抗酸化酵素のはたらきを高めて、活性酸素の働きを上回れば、「酸化ストレスはない」ということになります。

酸化ストレスを上回る酸化ストレスを除去する力

地球をとりまく大気には、酸素が約21％含まれています。私たちは呼吸をすることで、この酸素を取り入れています。

他方、日々食品を食べることによって、糖質、脂質、たんぱく質などの栄養素を、からだの中に取り込んでいます。取り込んだ栄養素を燃料にして、エネルギーをつくりだし、身体を維持し活動を行います。

そのエネルギーをつくるときに、栄養素を燃やす（＝酸化）ということを行っています。酸化は体の中の全体で起こっているので、エネルギーをつくるための酸化によって、細胞が傷つけられることがあります。これが酸化ストレスです。

発生した酸化ストレスに対し、酸化ストレスを除去する力が追い付かないと、酸化ストレスがたまっていくことになります。

　そのようなことになってしまう原因には、次のような
ものがあります。

　血液が十分にいきわたっていなかった
　（血流がわるくなり酸素の提供が不十分になると酸素
　　不足になり、酸素の奪い合いから活性酸素が増加し
　　ます）
　心理的に大きなストレスがあった
　（酵素やホルモンの消耗が増加します）
　肉体面に大きなストレスがあった
　（ＳＯＤなどの酵素量の消耗も激しくなります）
　強い紫外線、放射線を浴びてしまった
　大気が汚染されたなかにいた
　タバコをすった（喫煙の習慣があった）
　酸化させる作用のある薬剤を使った
　酸化された食べものを食べた
　過度な運動を行った。

酸化ストレスを除去する方法

　摂取した栄養素は身体の中で分解され、細胞の中のミ
トコンドリアによってエネルギーに変換されます。その

エネルギー変換自体が酸化であり、この過程で活性酸素が大量に過剰発生します。そのことが、酸化ストレスをさらに亢進させます。

酸化ストレスの亢進は、ＤＮＡやたんぱく質にまでおよび、生体成分を酸化させていきます。酸化されたＤＮＡやたんぱく質の中には、血中や尿中に出てくるものもあります。だから、血液検査や尿検査で分かることがあるのです。

酸化ストレスを亢進させない、酸化ストレスを除去する方法には、つぎのようなものがあります。

1. 筋力トレーニングを行う
2. 質のいい睡眠を十分にとる
3. タンパク質を適量摂取する
4. よく日にあたる
5. 過剰なダイエットをしない
6. 亜鉛を適切に摂取する

男女とも亜鉛不足は、不妊、性機能低下、奇形、流産増加の原因に

米国では、亜鉛の精力剤のような側面にポイントを置

き、一部で「セックス・ミネラル」と呼ばれています。亜鉛にいわゆる「精力剤」のような作用はありませんが、亜鉛に「生命を次世代につなぐ基本的な機能」があることはたしかです。

　男性・女性ともに、亜鉛の補充が不妊に対して効力があることも、たしかです。

　亜鉛は、性腺ホルモンの合成、分泌のほか、精子形成や生殖器官の発達に重要な役割を果たしています。生殖機能の維持、発現に、なくてはならない元素なのです。

　男性は、精子形成、女性は発情から分娩までの生殖過程に影響するため、亜鉛不足は不妊や性機能低下の原因になります。

　さらに最近注目されているものに、胎児への影響があります。亜鉛不足による奇形の発生増加、流産の増加などが認められています。ここでも亜鉛の重要性を知らされるのです。

11．骨粗鬆症には大きな改善効果がある

骨粗鬆症の患者さんへの亜鉛補給

　破骨細胞により骨吸収が進みすぎたり、骨芽細胞による骨形成が低下したりすると、骨粗鬆症になってしまいます。骨粗鬆症になり、寝たきりになりますと、その患者さんの体内の亜鉛量はさらに減少しますので、骨密度がさらに低下してしまいます。

　寝たきりの骨粗鬆症の患者さんに亜鉛を補給するということは、まさに干天の慈雨です。乾いてしまった大地に、久しぶりに雨が降ったときのように、患者さんの身体はどんどん亜鉛を吸収して、骨粗鬆症が改善されてしまうことがよくあります。

　また閉経早期の女性は、とくに骨粗鬆症の発症に注意する必要があります。尿中への亜鉛排泄が増加することが多いからです。

悪性腫瘍が骨転移したときにもＡＬＰ値は上がる

　ＡＬＰ（アルカリフォスファターゼ）は、肝臓でつくられるリン酸化合物を分解する酵素です。ＡＬＰは主として肝臓から胆汁のなかに排泄されるため、この値が高い場合には、胆道系に閉塞や狭窄などの病変が疑われます。

　ＡＬＰは、骨、小腸、胎盤などでもつくられます。そのため、骨の病気になったり、妊娠によって胎盤がつかわれたりすると、ＡＬＰ値が上昇します。

　成長期にある子どもに、高めにでることもあります。これは骨がつくられる過程で、多くＡＬＰを生産するからだとするのが一般的です。成長期の子どもに、悪性腫瘍ができ、それが骨転移するなど、あまりないことですが、その場合にもＡＬＰ値が上がるため、注意する必要があります。

　ＡＬＰには１から６まであり、疑われる疾患は次のとおりです。

　ＡＬＰ１の出現……………閉塞性黄疸、肝膿瘍、転移性肝癌、胆道結石症

ＡＬＰ２の増加…………………急性肝炎、慢性肝炎、肝
　　　　　　　　　　　　　　　内胆汁うっ滞
ＡＬＰ３の増加…………………骨粗鬆症、悪性腫瘍骨転
　　　　　　　　　　　　　　　移、クル病、骨軟化症
ＡＬＰ４の出現…………………妊娠後期、悪性腫瘍の一
　　　　　　　　　　　　　　　部
ＡＬＰ５の出現…………………肝硬変、慢性肝炎、糖尿
　　　　　　　　　　　　　　　病、慢性腎不全
ＡＬＰ６（バンド）の出現…潰瘍性大腸炎の活動期、
　　　　　　　　　　　　　　　ＡＬＰ結合性免疫グロブ
　　　　　　　　　　　　　　　リン

骨形成作用に好影響を与える亜鉛の力は大きい

　亜鉛とＡＬＰと骨の成長には、深い関係があります。骨粗鬆症の患者はＡＬＰアイソザム（アルカリホスファターゼアイソザイム）の値が高くなります。すなわち血中ＡＬＰのみの上昇は、骨粗鬆症になってきていることを示唆する指標になるということです。
　骨粗鬆症の臨床薬として用いられているエストロゲン（女性ホルモン）と活性型ビタミンＤ３は、亜鉛およびタンパク質（アミノ酸）を併用することで、相乗的に高

められます。

　現在、骨粗鬆症の治療には、多くの薬剤が使用されています。しかしながら、骨形成を強力に押し進めるものは、ありません。そのことから、亜鉛の骨形成作用の比類ない強さがわかります。亜鉛欠乏症であるならば、亜鉛の補充とタンパクの補充を忘れないでください！

　骨格筋は、身体内部に亜鉛が存在する主要なところです。おそらく亜鉛代謝を介して骨代謝を行っているに違いありません。「筋・骨」関連の言葉は、その意味でも重要であったのです。

　関節リウマチ（RA）の患者さんは、骨粗鬆症とともに亜鉛欠乏症、サルコペニア（筋肉減少症）のような症状を合併することが多いようです。

12.　小腸広範切除術後の吸収障害

　小腸の大部分を外科手術によって切除すると、栄養を十分に吸収できなくなり（吸収不良）、下痢が起こります。このときの症状の強弱は、小腸のどの部位を、どのくらいの長さを切除したかによって異なってきます。

　小腸の大部分を切除すると、糖や蛋白質に比べ、脂肪の吸収障害がひどく、長期におよびます。

栄養の吸収不良と下痢が、その症状の強弱に関わらず、短腸症候群であるとわかったならば、すぐに適切な処置を行いましょう。その適切な処置とは、亜鉛の補充です。

　短腸症候群であるにもかかわらず、亜鉛を補充しなかったならば、次に亜鉛欠乏症を発症することになります。

亜鉛は、腸の神経系統をもコントロールしている

　腸の粘膜の健康は、神経系統によってコントロールされていること、腸の神経過敏症は、よく知られています。

　腸の神経系統によるコントロールは、頭脳に匹敵するほどであり、「第2の脳」とも呼ばれています。

　ということで、じつは亜鉛は「腸とくに小腸の神経系統にも密接に関わっていて」（＝第2の脳）、「腸の神経系統」をコントロールしている主役ともいえる微量元素なのです。

第6章 | 疾患に合併する亜鉛欠乏

慢性肝疾患は亜鉛欠乏になりやすい

慢性肝疾患の患者さんが亜鉛欠乏症になりやすい２つの理由

　慢性肝疾患の患者さんが、亜鉛欠乏症になりやすいことには、２つの理由があります。ひとつは、腸での亜鉛の吸収が障害されるからです。２つ目は、尿への亜鉛の排泄が増加されやすいからです。

　血液中の亜鉛の量は、プレアルブミン、アルブミン、トランスフェリンなどのそれぞれの濃度と相関性があります。

　肝硬変になると、肝臓での蛋白合成能力が低下します。そのことにより、血清プレアルブミン、アルブミン、トランスフェリンの量も低下し、亜鉛結合蛋白量が減少してしまいます。

　と同時に、アミノ酸結合亜鉛が増加します。そのアミノ酸結合亜鉛が、尿中に排泄されることより、尿中亜鉛

の排泄が増加すると考えられます。

利尿剤が亜鉛の尿中排泄を増加させる

　肝硬変の患者さんは、門脈圧亢進症（肝臓に流入する血管のひとつである門脈内の圧力が異常に上昇し、門脈を介して心臓へとうまく血液を送ることができなくなる）がおこり、肝一腸管循環動態が異常になり、小腸粘膜が萎縮します。そのことにより、亜鉛をはじめさまざまな栄養素の吸収がわるくなります。

　さらに、肝硬変の患者さんにおける利尿剤の使用は、亜鉛の尿中排泄を増加させます。そのことにより、亜鉛欠乏の状態がさらにひどいものになります。

　腎臓病や肝硬変は、尿中タンパクが増加します。このときに亜鉛結合タンパクアも一緒に排泄されてしまいます。

　利尿剤には、腎近位尿細管からの亜鉛の再吸収を抑制する作用があります。本来ならば、亜鉛を再吸収するはずのものが、利尿剤の作用によって、再吸収されることなく、亜鉛が尿に含まれたまま排泄されてしまいます。亜鉛欠乏がさらにひどいものになってしまいます。

亜鉛補充により、肝線維化、肝臓がん予防効果

　慢性肝疾患の患者さんは、肝硬変へ進展するとともに、血清亜鉛値が低下します。

　そのため、亜鉛を投与して血清亜鉛値を増加させることにより、血清アンモニア値が低下し、精神神経機能の改善が見られたという報告があります。

　肝硬変にともなう肝性脳症に対する亜鉛製剤の補充に関しまして、日本消化器病学会の「肝硬変診療ガイドライン2015（改訂第2版）」に、「亜鉛欠乏を伴う肝性脳症例に亜鉛補充を考慮することに大きな問題はないと考える」と記載されています。

　米国でも、利尿剤使用している肝硬変の患者さんは、亜鉛の尿中排泄が増加するので、亜鉛を補充することはよいことであると報告されています。

　さらに、C型肝炎患者さん、肝硬変患者さんに、亜鉛を補充することにより、肝線維化予防、肝発がん予防効果があったことが報告されています。

微量の亜鉛摂取が、糖尿病を防いでくれる

糖尿病の患者さんは、毎日微量の亜鉛摂取を

　亜鉛は、ホルモンの合成、分泌、機能に、大きく関与し、影響しています。

　また亜鉛は、インスリン、性腺ホルモンの機能に、特に重要な役割を果たしています。

　肝臓のアルコール脱水素酵素は、アルコールを酸化し、ビタミンＡの代謝に影響をおよぼします。

　亜鉛欠乏により、血清ビタミンＡが低下した患者さんに、ビタミンＡを投与したところ、血清ビタミンＡは上昇しなかったそうです。そこで、ビタミンＡを亜鉛に替えて投与したところ、血清ビタミンＡが上昇したという報告があります。

　他方、亜鉛が欠乏したラットは、肝臓におけるビタミンＡやエタノールの酸化に、変化が見られませんでした。しかし、網膜中の脱水素酵素には、活性現象が認められました。

　肝臓よりも網膜のほうが、亜鉛欠乏に敏感であるとの報告もあります。亜鉛の欠乏により視力が低下すること

も考えられます。

　亜鉛は、ランゲルハンス島の β 細胞のインスリン合成、貯蔵、分泌にも関与しています。

　亜鉛が不足すると、インスリンの分泌が遅くなり、そのすきに血糖値が上昇してしまい、グルコースの脂肪組織への取り込みが低下してしまいます。そのことが、糖代謝異常の一因となると考えられます。

　糖尿病の患者さんが、日々、ほんの少し亜鉛を摂取することにより、糖尿病が改善する可能性は非常に高いといえます。

亜鉛が維持するインスリン、ＤＮＡ、ＲＮＡの構造

　亜鉛は、インスリン、ＤＮＡ（デオキシリボ核酸）、ＲＮＡ（リボ核酸）などの構造を維持しています。

　インスリンは血糖値を下げ、ＤＮＡは遺伝子情報の設計図の役割をし、ＲＮＡは遺伝子情報を正しく伝達してくれます。

　亜鉛が欠乏すると、インスリン、ＤＮＡ、ＲＮＡが正常に働かなくなります。そのことにより、糖代謝がうまくいかず、細胞分裂の異常が引き起こされてしまいます。

糖代謝がうまくいかなくなることが、糖尿病を招くことになります。亜鉛欠乏がもっとも大きな原因で糖尿病になると、糖尿病によって体内の亜鉛がさらに欠乏することになるので、糖尿病が悪化します。亜鉛欠乏と糖尿病の悪化は、悪循環することになります。

亜鉛の過剰摂取に要注意

コレステロール改善のさい、亜鉛の過剰摂取に要注意

　亜鉛補充は、いいことばかりなのですが、ビタミンで見たように、過剰摂取をするとよくないことが起こります。どんなに体によいものであっても、過剰に摂取してはいけません。体によいものが、毒に変わってしまいます。

　これまで、さまざまところでみたように、亜鉛と銅と鉄のつながりは深く、亜鉛の摂取が過剰になると、腸管での銅と鉄の吸収が阻害されてしまいます。

　亜鉛欠乏により免疫機能が低下するという報告は数多くあります。亜鉛の大量摂取により免疫機能が低下した

という報告もないわけではありません。ごくわずかですが、あります。

　亜鉛摂取を、１日に50mgくらいに抑えておけば問題はないでしょう。１日に50mgくらいだと、亜鉛補充によるいいところはすべて享受でき、悪い作用を受けないですみます。

亜鉛製剤としての（抗胃潰瘍剤）ポラプレジンク

　内服薬としての亜鉛製剤というものは、ながいあいだありませんでした。そんなところに、ポラプレジンクが、胃潰瘍の薬として登場しました。そのことにより、亜鉛をとりまく状況が一変しました。

　抗胃潰瘍剤ポラプレジンクは、胃粘膜に対して直接効果を発揮します。ポラプレジンクの使用説明書には、成人は「１日２回、朝食後及び就寝前に経口投与する」と書かれています。

　ポラプレジンク１回は75mgなので、２回だと150mgになってしまいます。ポラプレジンク75mgは、亜鉛の量だけではないのでご注意ください。

　薬以外からも、亜鉛を摂取することもあるので、摂り過ぎ、過剰摂取の心配があります。よく読めば使用説明

書にも「年齢、症状により適宜増減する」と書かれています。

　１日１回、75mg でいいのではないでしょうか。

　ただし、１日１回 75mg のポラプレジンクを服用していても、亜鉛がなかなか増えてこない人もいます。これは、小腸からの吸収がわるいためだと思われます。血液検査をすればわかりますので、１、２カ月に１度血液検査もすることを、お勧めします。

がん治療をしているときの亜鉛の役割

抗がん剤により血清中の亜鉛が増加する

　抗がん剤を投与されているとき、患者さんの血清中の亜鉛が増加する、ということがありました。

　これには、２つの原因が考えられます。１つは、抗がん剤が、細胞内の亜鉛を追い出してしまった。

　２つめは、肝臓内の蛋白と結合した亜鉛が、抗がん剤の作用によって蛋白から遊離し、血中に流出した。

　さらに、抗がん剤を投与された患者さんは、抗がん剤に対抗するために、大量の酵素やホルモンを動員しま

す。そのときに、亜鉛が大量に消耗されるということも
あります。

　そのうえ逆に、体細胞内の亜鉛が少なくなると、関与
しているホルモンも酵素も減少し、その機能が低下する
ことになります。

　したがって、体力が低下しているひとは、亜鉛結合タ
ンパクが減少しているかもしれないと、気づいてほしい
のです。

抗がん剤、放射線療法を受け、ひどい口内炎が

　がんの患者さんが、抗がん剤療法を受けているとき
に、口内炎ができることがよくあります。このときの口
内炎は、食事ができなくなるほどのひどい口内炎です。

　そのようになったときには、ぜひ血中の亜鉛を測定し
てください。口内炎治療薬を使用しつつでかまいませ
ん。血液検査の結果、亜鉛欠乏だとわかれば、ポラプレ
ジンクを服用してみてください。口内炎治療薬以上の効
果に、きっと驚かれることでしょう。

　がんの患者さんが、抗がん剤療法を受けているとき、
ということで述べてきましたが、放射線療法についても
同様です。

がんの患者さんが、放射線療法を受け、ひどい口内炎を発症したならば、血液検査で亜鉛欠乏をたしかめて、亜鉛製剤を服用してみてください。

亜鉛が蛋白合成を刺激し、細胞の新生・増殖を促進する

　皮膚や粘膜で覆われている体表面、それに臓器。それらの表面の傷のことを「創傷」という、ということについては、すでに見ました。その「創傷」の治癒に、亜鉛が必須であることも、すでに見ました。

　そのような、いわば外科的創傷のみならず、熱湯や特殊な皮膚疾患などにも、亜鉛がよい働きをすることは、よく知られています。熱湯による火傷や特殊な皮膚疾患などに、昔から亜鉛華軟膏がよく使われていました。

　いまも多くの皮膚疾患に、亜鉛がよく使われています。これは、亜鉛が蛋白合成を刺激し、局所および全身的な細胞の新生ならびに増殖を促進するからです。亜鉛には、そのような力があるのです。

抗がん剤と放射線のダブルダメージにより、味覚障害はより深刻に

　亜鉛欠乏により味覚障害が起きることについては、すでに述べたとおりですが、抗がん剤治療中にも、6割ほどの患者さんが、「味がまったく感じられない」、「水を飲むと苦味を感じる」、「肉を食べると、金属の味がする」などと、味覚障害を訴えるそうです。

　しかし、3、4週間たつと、自然に味覚が戻ってくることも多いそうです。そのようによくいわれるのですが、きちんと調べたデータはほとんどなく、抗がん剤による味覚障害のメカニズムや治療法の突っ込んだ研究はなされていないようです。

　放射線治療では、唾液腺が放射線照射野に含まれることもあります。そうなると、当然、がん患者さんの味覚や嚥下（口の中で咀しゃくした食事を、飲みこみやすい大きさに取りまとめ、喉の奥へ飲みこみ、食道から胃へ送り込むこと）の機能に影響が出てきます。

　口腔粘膜に、なめらかな作用を持つタンパク質の分泌が減少することにもなります。

　酵素の合成、ホルモンの合成に、ダメージを与えるこ

161

とにもなります。

　抗がん剤と放射線を併用する化学放射線治療になると、抗がん剤と放射線のダメージを、ダブルで受けることになります。

　そのため、味覚障害はより深刻になり、嚥下障害に見舞われることにもなるのではないでしようか。

抗がん剤の多くは亜鉛の吸収を妨げることをよく頭に入れて

　味覚には、「味蕾、唾液、神経」の３つのステップがあります。

　１つ目は、味蕾です。食べ物が口の中に入ると、舌の表面などにある「味蕾」が、甘い、塩からい、酸っぱい、苦いなどを感知します。

　味蕾は、味細胞が集まった小さな器官で、神経の末端でもあります。舌の粒々上や口の中に９千個ほどあります。この味蕾は、加齢にともない減少していきます。

　２つ目のポイントは唾液です。スープなどの汁物は唾液がなくても感知できます。しかし、乾いた食物の味を感知するためには、唾液の水分が欠かせません。

　３つ目のステップは、感知した情報を脳に送る作業で

す。鼓索神経、舌咽神経などを経由して脳に伝えられます。

　抗がん剤の副作用によって、これらのどこかがダメージを受けると、味覚障害が起きます。抗がん剤の副作用は、分裂の速い細胞に起こりやすいので、味蕾の味細胞が、ターゲットになります。味蕾の味細胞は、3、4週間で生まれ替わります。

　味蕾の機能が落ちたときが、亜鉛の出番です。しかし、注意してください。抗がん剤の多くは、亜鉛の吸収を妨げます。そのことをよく頭に入れて、上手に亜鉛を摂取してください。

慢性炎症性腸疾患
―潰瘍性大腸炎とクローン病

炎症性腸疾患は、一般的には「潰瘍性大腸炎」と「クローン病」

　腸の粘膜に炎症を引き起こす病気の総称を、炎症性腸疾患といいます。炎症性腸疾患には、感染性胃腸炎などは含まれないので、炎症性腸疾患は、一般的には「潰瘍

性大腸炎」と「クローン病」ということになります。

　潰瘍性大腸炎もクローン病も、はっきりとした発症メカニズムは解明されていません。発症すると、腸の粘膜に強い炎症を生じ、下痢、腹痛、血便などの症状があります。重症な場合には発熱や倦怠感、体重減少などの全身症状を引き起こします。関節や目、口、皮膚などにも症状を引き起こすことがあります。

　腸の粘膜の炎症を繰り返すことにより、がんが発生することもあります。

クローン病の原因は、亜鉛の吸収障害か

　クローン病は、若年者に多くみられ、口腔にはじまり肛門にいたるまでの消化管のどの部位にも、炎症や潰瘍が起こりえます。特によく起きるのは、小腸末端部です。小腸末端部が好発部位ということになります。

　クローン病の活動期には血清亜鉛値は低値を示すことが多く、その要因として、低アルブミン血症と、亜鉛の腸管での吸収低下が報告されています。それを裏付ける「クローン病の人の約4割が亜鉛不足」というデータもあります。

　それに、そもそも亜鉛化タンパクが少なくなれば、病

気になりやすくなります。

　クローン病の発症メカニズムは解明されていませんが、以上のことから、治療方法は亜鉛の補充ということになります。

　クローン病や潰瘍性大腸炎など、腸に慢性的な炎症を引き起こす病気は、亜鉛の吸収障害によって起きると考えていいのではないでしょうか。

　そのように考えると、気になるのは、過剰な食物繊維の摂取です。食物繊維の摂り過ぎも、腸管内での亜鉛の吸収を抑制することがあるので、注意する必要があります。

ネフローゼ症候群、腎不全、透析

　クローン病は、亜鉛の吸収障害によって起きる可能性が高いということでした。

　もう一つ、亜鉛欠乏を引き起こす代表的な病気が、ネフローゼ症候群です。こちらは、亜鉛を排出しすぎることによって、病気になるということです。

　クローン病は、亜鉛の吸収障害、ネフローゼ症候群は亜鉛の排出しすぎということです。

　ネフローゼ症候群とは、尿中にタンパク質が多量に出

てしまい、血液中のタンパク質が減ってしまう状態を示す症候群です。尿が泡立ったり、むくみが出てきたりすることを、ネフローゼ症候群のおもな症状としています。

　尿が泡立ったり、むくみが出てきたりしたときには、ネフローゼ症候群を疑って受診してください。

　蛋白を多く含む尿が増加すると、血清アルブミン値が低下します。そのことによって、亜鉛化タンパクが極端に減り、亜鉛欠乏になります。

　糖尿病で腎臓に障害のある患者には、しばしば低亜鉛血症が認められます。血清亜鉛値は、尿中アルブミン排泄が多い患者さんの方が、少ない患者さんに比べて、低値を示します。

　腎不全の患者さんは、食欲不振の方が多く、食べる量が少ないことにより、亜鉛の摂取も少なくなり、亜鉛欠乏になっている方が多いようです。

　腎臓病の患者さんで、人工透析をされている方は、透析液によって亜鉛を喪失し、亜鉛欠乏になっている可能性があります。

参考文献（Web. 論文、書籍）

Web. 健康長寿ネット　公益法人長寿科学振興財団

Web. オーソモレキュラー栄養医学研究所

生命維持元素と健康―特に亜鉛について

（『埼玉県医師会誌　611 号』2001 年）

『新ミトコンドリア実臨床』周東　寛

（アイシーアイ出版。2020 年 10 月）

『新粒線體　臨床實驗』周東寛

（リメディ。2021 年 4 月）

亜鉛はミトコンドリアの源である

２０２１年１２月１０日　初版第１刷発行

著　者　周東　寛

発行所　ＩＣＩ．出版
　　　　東京都豊島区千早３-３４-５
　　　　TEL&FAX ０３-３９７２-８８８４

発売所　星雲社（共同出版社・流通責任出版社）
　　　　郵便番号112-0005　東京都文京区水道１-３-３０
　　　　TEL ０３-３８６８-３２７５　FAX ０３-３８６８-６５８８

印　刷
製本所　モリモト印刷

@ Hiroshi Shuto
ISBN ９７８-４-４３４-２９７６６-３　C0047
定価はカバーに表示してあります。